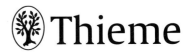

Medikamentöse Therapie in der HNO-Heilkunde

Horst Luckhaupt

Georg Thieme Verlag
Stuttgart · New York

Anschrift des Verfassers

Dr. med. Horst Luckhaupt
HNO-Klinik
St.-Johannes-Hospital
Johannesstraße 9–17
44137 Dortmund

Bibliografische Information der Deutschen Nationalbibliothek

Die Deutsche Nationalbibliothek verzeichnet diese Publikation in der Deutschen Nationalbibliografie; detaillierte bibliografische Daten sind im Internet über http://dnb.d-nb.de abrufbar.

© 2007 Georg Thieme Verlag KG
Rüdigerstraße 14
70469 Stuttgart
Deutschland
Telefon: +49/(0)711/8931-0
Unsere Homepage: www.thieme.de

Printed in Germany

Umschlaggestaltung: Thieme Verlagsgruppe
Umschlaggrafik: Martina Berge, Erbach
Satz: Hagedorn Kommunikation GmbH, Viernheim – gesetzt auf 3B2
Druck: Grafisches Centrum Cuno, Calbe

ISBN 978-3-13-124491-8   1 2 3 4 5 6

Wichtiger Hinweis: Wie jede Wissenschaft ist die Medizin ständigen Entwicklungen unterworfen. Forschung und klinische Erfahrung erweitern unsere Erkenntnisse, insbesondere was Behandlung und medikamentöse Therapie anbelangt. Soweit in diesem Werk eine Dosierung oder eine Applikation erwähnt wird, darf der Leser zwar darauf vertrauen, dass Autoren, Herausgeber und Verlag große Sorgfalt darauf verwandt haben, dass diese Angabe **dem Wissensstand bei Fertigstellung des Werkes** entspricht.
Für Angaben über Dosierungsanweisungen und Applikationsformen kann vom Verlag jedoch keine Gewähr übernommen werden. **Jeder Benutzer ist angehalten**, durch sorgfältige Prüfung der Beipackzettel der verwendeten Präparate und gegebenenfalls nach Konsultation eines Spezialisten festzustellen, ob die dort gegebene Empfehlung für Dosierungen oder die Beachtung von Kontraindikationen gegenüber der Angabe in diesem Buch abweicht. Eine solche Prüfung ist besonders wichtig bei selten verwendeten Präparaten oder solchen, die neu auf den Markt gebracht worden sind. **Jede Dosierung oder Applikation erfolgt auf eigene Gefahr des Benutzers.** Autoren und Verlag appellieren an jeden Benutzer, ihm etwa auffallende Ungenauigkeiten dem Verlag mitzuteilen.

Geschützte Warennamen (Warenzeichen) werden **nicht** besonders kenntlich gemacht. Aus dem Fehlen eines solchen Hinweises kann also nicht geschlossen werden, dass es sich um einen freien Warennamen handelt.
Das Werk, einschließlich aller seiner Teile, ist urheberrechtlich geschützt. Jede Verwertung außerhalb der engen Grenzen des Urheberrechtsgesetzes ist ohne Zustimmung des Verlages unzulässig und strafbar. Das gilt insbesondere für Vervielfältigungen, Übersetzungen, Mikroverfilmungen und die Einspeicherung und Verarbeitung in elektronischen Systemen.

Für Simon und Daniel

Vorwort

„Wer aber nicht eine Millionen Leser erwartet, sollte keine Zeile schreiben."

Johann Wolfgang Goethe

Auch wenn sich die HNO-Heilkunde zu einem großen operativen Fachgebiet entwickelt hat, so spielt die medikamentöse Therapie eine wichtige Rolle in der täglichen Arbeit des HNO-Arztes in Klinik und Praxis. Das vorliegende Buch stellt aktuelle und bewährte medikamentöse Behandlungskonzepte der HNO-Erkrankungen vor. Besonderer Wert wird auf die Darstellung magistraler Rezepturen in der konservativen HNO-Behandlung gelegt, da dies gerade jungen HNO-Kolleginnen und Kollegen im Rahmen ihrer Ausbildung kaum noch vermittelt wird.

Ein wichtiges Anliegen dieses Buches ist es außerdem, die – vielfach interdisziplinäre – Therapie zahlreicher Krankheitsbilder mit Auswirkungen im HNO-Bereich zu beschreiben, wie beispielsweise die Behandlung von Kopf-, Gesichts- und Tumorschmerzen. Praktische wichtige Hinweise auf unerwünschte Arzneimittelwirkungen mit Manifestation in unserem Fachgebiet und durch von uns HNO-Ärzten regelmäßig verordnete Präparate runden das Grundlagenwissen für die tägliche Therapie ab.

Dank sagen möchte ich meinem langjährigen Chef und Freund Prof. Dr. Dr. Henning Hildmann, der mich immer wieder zur Arbeit an diesem Buch ermunterte. Den Mitarbeiterinnen und Mitarbeitern des Georg Thieme Verlags, insbesondere Frau Dr. Parthen, Herrn Dr. Urbanowicz und Herrn Elm, danke ich sehr herzlich für all ihre Mühen bei der Herstellung des Buches. Bei Frau D. Bieler und Frau I. Kurzepa möchte ich mich für die Hilfe bei den Schreibarbeiten bedanken.

Möge das vorliegende Buch zahlreichen Ärztinnen und Ärzten bei ihrer täglichen Arbeit in Praxis und Klinik eine zuverlässige Hilfe sein.

Dortmund, im Juni 2007

Horst Luckhaupt

Inhalt

1	**Erkrankungen des Ohres**	**1**
	Äußeres Ohr	2
	Nichtentzündliche Erkrankungen	2
	Entzündliche Erkrankungen	5
	Benigne Tumoren	11
	Mittelohr	12
	Nichtentzündliche Erkrankungen	12
	Entzündliche Erkrankungen	13
	Otogene Komplikationen	18
	Innenohr	20
	Akustische Traumen/Hörschäden	20
	Vestibuläre Störungen	24
	Frakturen	26
	Nervus facialis	27
2	**Erkrankungen der Nase und der Nasennebenhöhlen**	**29**
	Allgemeine Erkrankungen	30
	Frakturen der Nase	31
	Äußere Nase	33
	Nasenhaupthöhle	35
	Nasennebenhöhlen	48
3	**Erkrankungen der Mundhöhle und des Pharynx**	**53**
	Mundhöhle	54
	Lippen	54
	Mundhöhle/Mundschleimhaut	55
	Gaumen	61
	Zunge	62
	Nasopharynx	64
	Oropharynx	65
4	**Erkrankungen der Speicheldrüsen**	**71**
5	**Kehlkopf**	**77**
6	**Erkrankungen der Speiseröhre**	**85**

7	Hals	89
8	Erkrankungen mit Auswirkungen im HNO-Bereich	95
9	Unerwünschte Arzneimittelwirkungen im HNO-Bereich	109
10	Infektionspräventive und therapeutische Maßnahmen in besonderen Fällen	117
	Medikamentöse Therapie in der Schwangerschaft	118
	Infektionspräventive Maßnahmen im Bereich der oberen Atemwege	119
	HNO-ärztliche Therapie und Doping	119
11	Präparateübersicht	121
	Sachverzeichnis	129

1

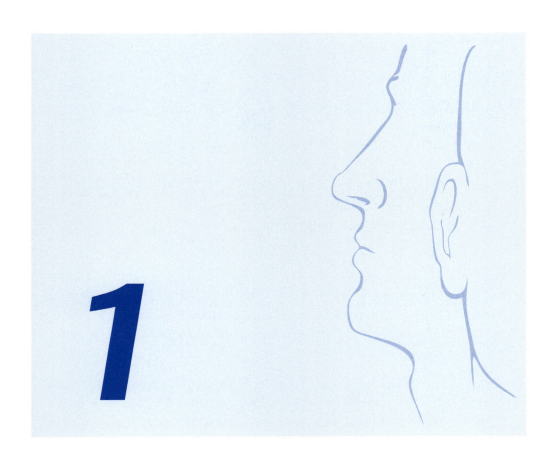

Erkrankungen des Ohres

Äußeres Ohr

Nichtentzündliche Erkrankungen

Cerumen obturans

- Ausspülen des Ohrschmalzpfropfes mit körperwarmem Wasser oder z. B. bei Verdacht auf Vorliegen einer Trommelfellperforation Absaugen oder Entfernen des Cerumens mit Ohrküretten oder Ohrzängelchen unter ohrmikroskopischer Sicht
- Bei sehr harten Ceruminalpfropfen:
  - Auflösen mit 3%igem H_2O_2
  - Oder mit einer Glycerinlösung

| Dequaliniumchlorid | 0,2 % |
| in wasserfreiem Glycerin | 20 ml |

  - Oder mit 6%igen Natriumcarbonat-Decahydrat-Ohrentropfen

Natriumcarbonat-Decahydrat	0,6
Glycerol 85 %	6,4
Aqua purif.	ad 10,0

S. 6 % Natriumcarbonat-Decahydrat-Ohrentropfen zur äußerlichen Anwendung (5 Tropfen, ca. 30 min einwirken lassen, dann ausspülen)

  - alternativ Otowaxol Lösung oder Cerumenex N Tropfen (beide Präparate nicht bei Verdacht auf Trommelfellperforation)
- Lebendes Insekt im äußeren Gehörgang: ggf. Abtötung mit Alkohol oder Lidocain-Lösung vor der Entfernung
- Falls Gehörgangshaut nach Entfernung des Cerumens auffallend trocken und spröde ist: lokale Behandlung z. B. mit Linola Fettcreme (ungesättigte Fettsäuren)

Nota bene
Bei Cerumenex-N-Anwendung mitunter Reizerscheinungen der Gehörgangshaut

Gehörgangsstenose

- Bis zur Operation regelmäßige HNO-fachärztliche Gehörgangsreinigung unter ohrmikroskopischer Sicht

Gehörgangsexostosen

- Falls keine Operationsindikation oder vor geplanter Gehörgangsoperation: subtile Reinigung des Gehörganges unter ohrmikroskopischer Sicht
- Bei rezidivierenden Gehörgangsentzündungen: Therapie wie bei Otitis externa diffusa (s. Seite 7)

Gehörgangspolypen

- In der Regel aus Mittelohr über Trommelfellperforation in Gehörgang vorgewachsen (evtl. „Signalpolyp")
- Konservative Behandlung in der Regel nicht sinnvoll, allenfalls kurzfristige lokale Therapie vor geplanter Ohroperation, z. B. Touchieren mit Policresulen (Albothyl Konzentrat)
- Sorgfältiges Absaugen des Gehörganges
- Ggf. kurzfristig antibiotikahaltige Ohrentropfen, z. B. Ciprofloxacin-Ohrentropfen (Ciloxan Ohrentropfen)

Formveränderungen der Ohrmuschel

- Medikamentöse Behandlung allenfalls begleitend zur Operation, z. B. Antibiotikum (Clindamycin oder Ampicillin plus Sulbactam)
- Antiphlogistikum

Gehörgangsfremdkörper

- HNO-fachärztliche Therapie!
- Entfernung kleiner nicht kugeliger Gegenstände mit Ohrsauger oder Ohrzängelchen unter ohrmikroskopischer Sicht
- Entfernung kugeliger Fremdkörper mit Ohrsauger oder Ohrhäkchen
- Falls Entfernung durch o. g. Maßnahmen nicht möglich: operative Entfernung in Narkose (Kinder) oder Lokalanästhesie (Erwachsene)
- Nach Entfernung von Gehörgangsfremdkörpern abhängig vom Zustand der Gehörgangshaut: lokale Salbenstreifenbehandlung mit z. B. Polyspectran Salbe

Otserom, Othämatom

- Nur bei ganz umschriebenem Lokalbefund: Kompressionsverband (täglich kontrollieren)
- Antiphlogistikum
- Ansonsten konservative Therapie nur begleitend zur Operation: perioperative Antibiotikumgabe, z. B. Clindamycin

Chondrodermatitis nodularis helicis chronica

- Operative Entfernung der schmerzhaften Knötchen
- Falls Operation nicht erwünscht: Behandlungsversuch mit stark wirksamer Glucocorticoid-Creme wie 0,05 % Clobetasol-Creme (z. B. Dermoxin Creme)
- Nicht länger als 3 Wochen anwenden

Ohrmuschelverletzung

- Tetanusschutz abklären
- Bei offener Verletzung: Wundreinigung mit z. B. 3 %iger H_2O_2-Lösung oder Povidon-Jod-Lösung
- Steriler Verband
- Bei verschmutzter Wunde, Bisswunde, tiefgreifenden Verletzungen mit Knorpelbeteiligung: systemische antibiotische Behandlung mit Clindamycin oder Oralcephalosporin
- Freiliegender Knorpel, Ohrmuscheleinriss, partieller oder totaler Abriss: operative Versorgung

Erfrierung der Ohrmuschel

- Langsames Erwärmen
- Zunächst kühle Umschläge
- Kein Druck auf die Ohrmuschel!

Erfrierung 1. Grades

- Salbenbehandlung mit z. B. Lebertransalbe (Unguentolan Salbe) oder Chondroitinpolysulfat-Salbe (Hirudoid Salbe)

Erfrierung 2. Grades

- Eröffnen von Blasen unter sterilen Bedingungen, antiseptische Lokaltherapie mit z. B. Povidon-Jod (Betaisodona Lösung)

Erfrierung 3. Grades

- Lokale antibakterielle Therapie mit Chlortetracyclin-Salbe (Aureomycin Salbe) oder Gentamicin (Gentamycin Salbe 0,1 %)
- Demarkation von Nekrosen und/oder Ulzerationen abwarten
- Nachbehandlung: z. B. lokale Therapie mit Triamcinolonacetonid (Volon A Salbe antibiotikafrei)

Verbrennung der Ohrmuschel

- Präklinische Therapie: Kaltwasserbehandlung
- Tetanusschutz abklären
- Kein Druck auf die Ohrmuschel!

Verbrennung 1. Grades

- Abspülen mit Kaltwasser
- Glucocorticoid als Emulsion oder Creme, z. B. 0,5 % Hydrocortisoncreme

| Hydrocortison | 0,1 |
| Eucerin cum aqua oder Lotio alba | ad 20,0 |

Verbrennung 2. Grades
- **Haut geschlossen:** Glucocorticoid als Lotio, Creme oder Schaum, z. B. Prednicarbat (Dermatop Creme)
- **Erosionen der Haut:**
  — Povidon-Jod (z. B. Betaisodona Lösung)
  — Imprägnierte Baumwollgaze (z. B. Sofra-Tüll SINE)
  — Steriles Eröffnen von Blasen

Verbrennung 3. Grades
- Geschlossene Wundbehandlungen mit Gazegitter und sterilen Verbänden
- Freiliegender Knorpel: chirurgisches Vorgehen

Gehörgangsverletzung

- Tetanusschutz abklären
- Reinigung des äußeren Gehörganges unter ohrmikroskopischer Sicht
- Antibiotikum nur bei verschmutzter Wunde
- Ggf. Antiphlogistikum
- Falls kein freiliegender Knochen: lokale Therapie mit Salbenstreifen-Einlagen, Dexpanthenol-Salbe (z. B. Bepanthen Wund- und Heilsalbe) oder Polyspectran Salbe
- Befundabhängig ggf. operative Versorgung

Entzündliche Erkrankungen

Erysipel der Ohrmuschel

- Systemische antibiotische Behandlung: Oralpenicillin, 3–4 Mio. I. E. Penicillin V oral tgl.
- Schwere Verlaufsformen, Patient mit Begleiterkrankungen (z. B. insulinpflichtiger Diabetes mellitus): Penicillin G 10 Mio. I. E. tgl.
- Bei Penicillinallergie: Clindamycin oder Erythromycin
- Antiphlogistikum
- Ggf. Analgetikum
- Umschläge mit Octenidin (Octenisept Lösung) oder Rivanol oder Chinosollösung (1:1.000)
- Nach Abheilung: Ohrmuschel auf Mikroläsionen untersuchen, falls nachweisbar: lokale antiseptische oder antibakterielle Salbenbehandlung

Erkrankungen des Ohres

Perichondritis der Ohrmuschel

- Systemische antibiotische Therapie (falls nicht im Zusammenhang mit mikrochirurgischer Ohroperation aufgetreten): staphylokokkenwirksames Antibiotikum, z. B. Clindamycin oder Flucloxacillin oder Cefuroxim, anfänglich parenterale Applikation
- Nach vorangegangener Ohroperation wegen chronischer Otitis media:
  - Mögliche Pseudomonas-aeruginosa-Genese berücksichtigen!
  - Antibiotische Therapie mit Ciprofloxacin oder Piperacillin plus Tazobactam
- Antiphlogistikum
- Ggf. Analgetikum
- Umschläge mit Octenisept Lösung oder Chinosol (1:1.000) oder Povidon-Jod
- Bei Knorpeleinschmelzung: operative Intervention

Rezidivierende Polychondritis

- Gemeinsame Therapie mit Internist/Rheumatologe
- Systemische Glucocorticoidgabe, z. B. 40–60 mg Prednisolon (Decortin H)
  - Reduktion nach klinischem Verlauf und Befund auf 5–25 mg tgl.
- Ggf. Immunsuppressiva: Azathioprin (Imurek) oder Cyclosporin (z. B. Sandimmun Optoral Kapseln)

Otitis externa circumscripta (Gehörgangsfurunkel)

- Reinigung des Gehörganges
- Lokale antibakterielle Salbenbehandlung, Gazestreifen mit:
  - Chlortetracyclin (z. B. Aureomycin Salbe)
  - Oder Gentamicinsulfat (z. B. Gentamycin Salbe 0,1 %)
  - Oder Polymyxin-B-sulfat, Bacitracin, Neomycinsulfat (z. B. Polyspectran Salbe)

Nota bene
Bei gleichzeitig bestehender Trommelfellperforation: Anwendung von Polymyxin-B, Neomycin, Bacitracin bis zu 10 Tagen!

- Bei leichteren Fällen: antiseptische Lokaltherapie mit Povidon-Jod (z. B. Braunovidon Salbe)
- Bei beginnender Einschmelzung: Ammoniumbituminosulfonat (z. B. Ichtholan 20 % Salbe) als Streifeneinlage
- Ggf. Analgetikum
- Systemisches staphylokokkenwirksames Antibiotikum bei phlegmonöser Ausbreitung, bei ausgeprägtem Befund im Sinne einer Pseudomastoiditis, bei fieberhaftem Verlauf, bei gleichzeitig bestehender Lymphadenitis colli, beim insulinpflichtigen Diabetiker: Cotrimoxazol oder Cefalexin oder Doxycyclin
- In schweren Fällen: Flucloxacillin oder Ampicillin plus Sulbactam
- Abhängig vom klinischen Verlauf ggf. Stichinzision
- **Rezidiv-Prophylaxe:** Touchieren mit Desinfiziens

Sol. Arg. nitric. 2 %
(1–2 × wöchentlich Gehörgang touchieren)

Otitis externa diffusa

- Sorgfältige Ohrreinigung unter ohrmikroskopischer Sicht
- Insbesondere anfänglich bei druckdolenter Gehörgangsschwellung:
  - Alkoholstreifen (70%ig)
  - Oder Gazestreifeneinlage mit steroid- und alkoholhaltigem Präparat, Triamcinolonacetonid plus Salicylsäure (z. B. Volon A Tinktur N)
  - Oder Dequalinium-Tropfen 0,2%

Dequaliniumchlorid	0,02
Glycerol wasserfrei	ad 10,0
S. 0,2% Dequalinium-Tropfen	

  - Oder Ohrentropfen aus: Butandiol, Glycerol, Dimethylsulfoxid, Dexpanthenol (GeloBacin Ohrentropfen)
- Diffuse bakterielle Entzündung:
  - Abstrich
  - Lokale antibiotische Behandlung mit: Ciprofloxacin (z. B. Ciloxan Ohrentropfen Lösung) oder Polymyxin-B plus Neomycin plus Dexamethason (z. B. Dexa Polyspectran Tropfen)
- In leichteren Fällen Versuch mit antiseptischer Behandlung: Povidon-Jod (z. B. Betaisodona) oder Chlorhexidin-Fuchsin-Lösung

Fuchsin DAC	0,10 g
Chlorhexidingluconat-Lösung 20% Ph. Eur.	entsprechend 0,25 g Chlorhexidingluconat
Ethanol 90% rein Ph. Eur.	4,90 g
Aceton Ph. Eur.	1,25 g
Wasser für Injektionszwecke Ph. Eur.	ad 25 ml

- Bei nicht Ansprechen auf lokale Therapie: systemische antibakterielle Behandlung z. B. mit Ciprofloxacin (möglichst nach Abstrich, stets Pseudomonas aeruginosa als möglichen Erreger berücksichtigen)
- In schweren Fällen neben Lokaltherapie intravenöse antibiotische Behandlung mit: Piperacillin oder Ciprofloxacin
- Ggf. Analgetikum

Erkrankungen des Ohres

Gehörgangsekzem

▸ Ursachenforschung!

Nässendes Gehörgangsekzem

▸ Schüttelmixtur

Acid. tannic.	1,0
Zinci oxydat.	8,0
Ol. oliv.	ad 20,0
S. Schüttelmixtur	

▸ Oder weiche Lotio zinci

Emulgierender Cetylstearylalkohol	3,0
Zinkoxid	
Talkum	aa ad 15,0
Glycerol 85 %	
Ethanol 70 %	
Aqua purif.	aa ad 100,0
S. Weiche Zinklotio zur äußerlichen Anwendung. Vor allem bei subakuten Ekzemen und bei seborrhoischen Ekzemen	

Trockenes Gehörgangsekzem

▸ Glucocorticoid-Salbe: Mometasonfuroat (z. B. EcuralSalbe)
▸ Oder Betnesol Ohrentropfen

Betnesol V Lotio 0,1 % 20,0
Aqua dest. ad 40,0
S. Ohrentropfen mit Pipette

▸ Oder cortisonhaltige Salbe plus Antibiotikum, z. B. Diprogenta Creme (oder Salbe)
▸ Oder Harnstoffcreme

Urea pura 2,0
Ungt. emulsif. aq. ad 100,0
S. 2 % Harnstoffcreme

▸ Bei hartnäckigen Verläufen: Schieferölpaste

Tumenol-Ammonium 0,5	
Zinkoxid	
Talkum	aa 4,0
Ol. oliv.	3,0
Vaselin. alb.	ad 20,0
S. 2,5 % Schieferölpaste zur äußerlichen Anwendung (1–2 × tgl. in den Gehörgang einbringen)	

Nota bene
Reinigung z. B. mit Olivenöl!

Kontaktekzem
- Allergenkarenz
- Bufexamac (z. B. Parfenac Creme, Fettsalbe oder Salbe)
- **Ultima Ratio** bei therapierefraktärem Gehörgangsekzem: Betamethason/Gentamicinsulfat plus Clotrimazol (Diprogenta Creme plus Fungizid-ratiopharm Creme)
- Nachbehandlung nach Abklingen der ekzematösen Hautveränderungen im äußeren Gehörgang: Lokalbehandlung mit ungesättigten Fettsäuren, z. B. Linola Fett Creme oder Dexpanthenol-Salbe

Therapierefraktäres Gehörgangsekzem
- **Ultima Ratio** bei therapieresistenter Otitis externa beim Erwachsenen: neben Lokaltherapie zusätzlich lokale Injektion von Triamcinolonacetat-Kristallsuspension (Volon A) in den äußeren Gehörgang nach vorheriger Lokalanästhesie
- Neueste Entwicklung, Ausblick: bei therapierefraktärem Verlauf lokale Behandlung mit Tacrolimus-Salbe (Protopic 0,1 % [Kosten!])

Nota bene
Bei problematischen Verläufen ggf. Hinzuziehen des Dermatologen

Nota bene
Bei rezidivierenden Entzündungen des äußeren Gehörganges im Intervall ggf. „Milieuänderung" (pH-Wert!) z. B. mit 3 %iger Essigsäure

Acidum aceticum 3 %	20 ml
S. Ohrentropfen mit Pipette	

Otitis externa necroticans (maligna)
- Optimale Diabetes-Einstellung (Internist)
- Mehrfach täglich subtile Gehörgangsreinigung unter ohrmikroskopischer Sicht
- Ggf. regelmäßige Abtragung von Granulationen und/oder oberflächlich gelegenen Sequestern/Nekrosen
- Insbesondere bei anfänglicher erheblicher Gehörgangsschwellung: Dequalinium-Tropfen

Dequaliniumchlorid	0,02
Glycerol wasserfrei	ad 10,0
S. 0,2 % Dequalinium-Tropfen	

- Antibakterielle Lokaltherapie des äußeren Gehörganges: Streifeneinlage mit Ciprofloxacin (z. B. Ciloxan Ohrentropfen Lösung) oder Polymyxin-B sulfat, Neomycinsulfat plus Dexamethason (z. B. Dexa Polyspectran Tropfen)
- Analgetika
- Hochdosierte parenterale systemische Pseudomonas-aeruginosa-wirksame Antibiotikabehandlung mit Ciprofloxacin (z. B. Ciprobay), ggf. länger als 4–6 Wochen!

Erkrankungen des Ohres

- Oder Cephalosporin plus Aminoglykosid: z. B. Cefepim (z. B. Maxipime) plus Tobramycin (z. B. Gernebcin)

Nota bene
Während Aminoglykosidtherapie Audiogrammkontrollen, Überprüfung der Nierenfunktionsparameter, Serumspiegelbestimmung des Antibiotikums!

Nota bene
Unter laufender Therapie Abstrichkontrollen, um eventuelle Resistenzbildungen rechtzeitig zu erkennen!

- Bei ausgeprägtem Krankheitsbild (z. B. Osteomyelitis der lateralen Schädelbasis): ggf. zusätzlich hyperbare Sauerstofftherapie
- Befundabhängige Operationsindikation

Gehörgangsmykose (Otomykose)

- Gründliche Reinigung des äußeren Gehörganges unter ohrmikroskopischer Sicht, ggf. Spülung, Absaugen, sorgfältiges Austupfen des Gehörganges, Gehörgang trocken halten
- Ggf. Behandlung einer zugrundeliegenden Allgemeinerkrankung
- Anfängliche Behandlung mit Salizylspiritus (Keratolyse!)

Acid. salicyl.	1,0
Spirit dilut.	ad 50,0
oder	
Acid. salicyl.	0,2
Spirit dil.	
Glycerini	aa ad 20,0

- Lokale Applikation eines Breitspektrumantimykotikums:
    - Clotrimazol (Canesten Creme oder Tropflösung)
    - Oder Bifonazol (Mycospor Creme, Lösung) (relativ lange Hautverweildauer)
    - Oder Ciclopirox (Batrafen Creme, Lösung)
- Bei Hefepilzen: Nystatin (z. B. Nystatin „Lederle")
- Lokale Farbstoffbehandlung:
    - Gentianaviolett-Lösung (Methylrosaniliniumchlorid)

Nota bene
Ototoxizität im Falle einer Trommelfellperforation beachten!

   - Oder 1 %ige Brilliantgrünlösung
- Wenn schwach austrocknende Wirkung erwünscht: anionische Miconazolnitrat-Creme 2 %

Miconazolnitrat	0,5
Paraffin. subliquid.	1,5
Ungt. emuls. aq. DAB	ad 25,0
S. 2 % Miconazol-Creme zur äußerlichen Anwendung (1–3 × tgl.)	

- Bei ausgedehnten Pilzdrusen: ggf. 10-minütige Watteeinlage mit Policresulen (Albothyl Konzentrat-Lösung)

- Bei stark entzündlicher Reaktion: Kombinationspräparat Flupredniden plus Miconazol (z. B. Decoderm tri Creme)

Nota bene
Jede Ohrmykose ausreichend lange behandeln!

Benigne Tumoren

Lymphadenosis cutis benigna (Bäfverstedt)

- im Bereich des Ohrläppchens: kutane Manifestation einer Infektion mit Borrelia burgdorferi
- Therapie: wie Lyme-Borreliose (s. Seite 96)

Infiziertes Atherom des Ohrläppchens

- Bei leichterer Entzündung oder zusätzlich zur Abszessinzision: lokale Therapie mit teerhaltigem Präparat, z. B. Ichtholan 10 % Salbe
- Im entzündungsfreien Intervall: operative Entfernung

Narbenkeloid der Ohrmuschel

- Exzision
- Begleitende medikamentöse Therapie: am Operationsende Unterspritzung des Operationsgebietes mit z. B. Triamcinolonacetonid (Volon A Kristallsuspension)

Keloidprophylaxe

- Narbengele (z. B. Contractubex Gel)
- Salbenapplikation

Allylthiocarbamid.	5,0
Natr. salizylic.	3,0
Ung. Lanette	ad 100,0
M. f. ung.	
D. S. Täglich über mehrere Wochen dünn auftragen	

- Physikalische Therapie: Kompressionstherapie
- Silikongelfolie/Silikongel
- **Ultima Ratio** insbesondere bei Mehrfachrezidiv: Radiotherapie (strenge Indikationsstellung!)

Mittelohr

Nichtentzündliche Erkrankungen

Trommelfellverletzungen

- Gehörgangsreinigung, keine (!) Spülung
- Frische, nicht infizierte traumatische Trommelfellperforation: unter ohrmikroskopischer Sicht Auskrempeln der Perforationsränder und Trommelfellschienung (z. B. Silikonfolie)
- Bakterielle Infektion (Abstrich): lokale Therapie mit Ciprofloxacin (z. B. Panotile Cipro Ohrentropfen, Lösung)
- Falls Lokalbehandlung erfolglos: systemische antibiotische Therapie möglichst nach Antibiogramm
- Große oder unter konservativer Therapie nicht abheilende Trommelfellperforation: Operationsindikation

Barotrauma des Mittelohres

- Abschwellende Nasentropfen (z. B. Otriven)
- Ggf. topisches Glucocorticoid (z. B. Rhinisan Nasenspray)
- Ggf. Politzer-Manöver
- Ggf. Analgetikum
- Gleichzeitig bestehender purulenter Infekt der oberen Atemwege: zusätzlich Antibiotikum, Amoxicillin (z. B. Amoxypen) oder Erythromycin (z. B. Erythromycin-Wolff)
- Falls Innenohrbeteiligung: zusätzlich rheologische Infusionstherapie (s. Hörsturz, S. 20)
- Ggf. Parazentese

Otosklerose

- Konservative Behandlung nur sehr selten indiziert, z. B. bei cochleärer Beteiligung: Natriumfluorid (z. B. Ossin Retardtabletten, 1–2 × 1 Retardtablette tägl., zunächst über 3 Monate)

Nota bene
Vor Fluoridbehandlung Röntgenkontrolle der Fingergrundgelenke (Verknöcherungszonen)

- Ggf. zusätzlich Kalzium
- Bei sehr rasch fortschreitender Innenohrhörstörung: ggf. Behandlungsversuch mit Glucocorticoiden

Syndrom der offenen Tube

- Beruhigung des Patienten
- Regelmäßige und ausreichende Flüssigkeitszufuhr
- Bei erheblichem subjektivem Leidensdruck: ggf. Gewichtszunahme (in vertretbarem Maß) und Blutdruckregulierung
- Bei Patientinnen mit Einnahme eines Ovulationshemmers: ggf. Wechsel des Hormonpräparates (nach Rücksprache mit Gynäkologen)
- **Ultima Ratio**: submuköse Injektion von z. B. injizierbarem Kollagen (Verengung des pharyngealen Tubenostiums) oder Paukenröhrcheneinlage

„Taucherohrentropfen"

- Heidelberger Ohrentropfen (Klingmann)

Glycerini puriss.	10,0
Spirit. Vini	ad 30,0

- Ehmsche Lösung

Acid. acet. glac.	5,0
Aqua dest.	10,0
Isopropylalkohol (95 %)	85,0
bzw. Acidum aceticum	2,0
Alumin acetic. 2 %	ad 20,0

- Tropfen nach Branse-Passek und Muth

Acid. acet. glac. (mind. 99 %)	0,5
Aqua purif.	2,5
Alcohol isopropylicus	ad 50,0

Entzündliche Erkrankungen

Myringitis

- Lokale Therapie entspricht derjenigen bei Otitis externa
- Gazestreifen mit corticoidhaltiger Tinktur (z. B. Volon A Tinktur N)
- Anfänglich Spülungen sinnvoll: H_2O_2-Lösung

Hydrogen. peroxydat.	10,0
Glycerini	5,0

- Bei Granulationen auf Trommelfell: Touchieren mit Policresulen (Albothyl)

Tubenmittelohrkatarrh (Seromukotympanum)

- Zeitlich begrenzt: abschwellende Nasentropfen oder Nasenspray
- Kleinkinder: Aufblasen eines Luftballons durch die Nase (z. B. Otobar)
- Erwachsene: Valsalva-Versuch (ggf. Politzer-Manöver)
- Rotlichtbehandlung oder Mikrowellenbestrahlungen der Ohren
- Ggf. antiallergische Behandlung
- Nur bei zum Zeitpunkt der Diagnosestellung bestehendem purulentem oberen Atemwegsinfekt systemisches Antibiotikum:
  - Kinder: z. B. Amoxicillin
  - Erwachsene: z. B. Doxycyclin

Nota bene
Die Wirksamkeit von Mukolytika und Ohrentropfen ist bei diesem Krankheitsbild nicht erwiesen!

- Bei Versagen konservativer Behandlungsmaßnahmen: Operationsindikation

Akute Otitis media

- Hohe Selbstheilungsrate!
- Häufig viraler Infekt!
- Ausreichende Flüssigkeitszufuhr!
- Abschwellende Nasentropfen (z. B. Xylometazolin für 5–7 Tage) oder Applikation von physiologischer Natriumchloridlösung
- Analgetika: Ibuprofen (z. B. Nurofen) oder Paracetamol (z. B. ben-u-ron)
- Bei Verdacht auf bakterielle Infektion: systemisches Antibiotikum
  - Strenge Indikationsstellung: Schwere des Krankheitsbildes: Fieber, Schmerzen, Krankheitsgefühl, Kinder in ersten zwei Lebensjahren, Patient mit schwerer Grundkrankheit
  - Mittel der Wahl in der kalkulierten Therapie: Amoxicillin (80–90 mg/kg KG/Tag) für 5–7 Tage
  - Alternativen:
    Cefuroximaxetil (z. B. Elobact, 1.–12. Lebensjahr: 20–30 mg/kg KG/Tag) oder Clarithromycin (Klacid Saft, 1.–12. Lebensjahr: 15 mg/kg KG/Tag)
  - Nur bei therapieresistentem Verlauf unter o. g. Antibiotika: Aminopenicillin plus Betalactamaseinhibitor
- Ggf. lokale Wärmeapplikation mittels Rotlicht (nicht bei Komplikationszeichen)
- Bei Ohrsekretion: vorsichtige Gehörgangsreinigung

Nota bene
Ohrentropfen sind bei Patienten mit akuter Otitis media nicht indiziert!
Erwachsene erkranken selten an einer akuten Otitis media, bei purulentem Krankheitsbild oft Penicillin als Antibiotikum ausreichend!

- Beginnende Komplikationen: zusätzlich Parazentese

Nota bene
Falls rein symptomatische Therapie der kindlichen Otitis media: tägliche Kontrollen!

Rezidivierende akute Otitis media:

- Definition: Drei oder mehr Erkrankungen in 6 Monaten bzw. vier oder mehr in einem Jahr
- Operationsindikation überprüfen (Adenotomie, Parazentese)!
- Medikamentöse Therapie:
  Chemoprophylaxe, z. B. Amoxicillin 2×10 mg/kg KG/Tag kontinuierlich über 6 Monate oder intermittierend im Rahmen jeder Atemwegsinfektion
- Immunprophylaxe: Pneumokokkenimpfung (konjugierte Pneumokokkenvakzine reduziert rezidivierende Otitis media in ersten zwei Lebensjahren)
- Ausblick: Prophylaxe mit Oligosacchariden (Nasenspray) oder Xylitol (Kaugummi)?, Unterbrechung des Attachment zwischen Bakterien und Zellrezeptoren

Chronische Otitis media

Chronische Schleimhauteiterung

- Medikamentöse Behandlung insbesondere bei akuter Exazerbation oder prä- bzw. perioperativ
- Sorgfältige Ohrreinigung unter ohrmikroskopischer Sicht, ggf. vorsichtige Spülung des Ohres
- Ggf. Abtragung von Polypen
- Ohrsekretion (Abstrich!): antiseptische oder antibakterielle Lokaltherapie mit Povidon-Jod oder Dequaliniumchlorid oder Ciprofloxacin
- Bei ausbleibender Besserung unter lokaler Behandlung:
  - Systemisches Antibiotikum (nach Abstrich!)
  - Ggf. Tubenfunktionstherapie
  - Ggf. Operationsindikation

Chronische Knocheneiterung (Cholesteatom)

- Stets Operationsindikation!
- Ohrreinigung, ggf. Polypabtragung
- Medikamentöse Therapie allenfalls begleitend prä- bzw. perioperativ
- Ggf. bei starker präoperativer Ohrsekretion gezielte lokale oder systemische antibakterielle Behandlung nach Abstrich
- Ggf. Tubenfunktionstherapie

Mastoiditis

- Stets Operationsindikation!
- Medikamentöse Behandlung nur begleitend zur Operation!
- Ohrreinigung unter ohrmikroskopischer Sicht
- Anfänglich hochdosierte parenterale antibiotische Therapie: bis zum Erhalt des intraoperativ gewonnenen Abstrichs Amoxicillin plus Clavulansäure (z. B. Augmentan) oder Cefuroxim (z. B. Cefuroxim-saar)
- Intraoperativer Verdacht auf Pseudomonas-aeruginosa-Infektion:
  - Kinder: Ceftazidim (Fortum)
  - Erwachsene: Ciprofloxacin (z. B. Ciprobay)

Erkrankungen des Ohres

- Analgetikum (Antiphlogistikum):
  - Kinder: Ibuprofen (z. B. Nurofen)
  - Erwachsene: Diclofenac (z. B. Diclac)
- Abschwellende Nasentropfen oder Nasensprays: Xylometazolin (z. B. Otriven)

Grippeotitis

- Abschwellende Nasentropfen
- Analgetika
- Ggf. Rotlicht- oder Mikrowellenbehandlung der Ohren
- Falls Blutung aus Gehörgang: Gazestreifeneinlage mit Antiseptikum
- Risiko einer bakteriellen Superinfektion: systemisches Antibiotikum
  - Kinder: z. B. Amoxicillin
  - Erwachsene: z. B. Doxycyclin
- Bei Innenohrbeteiligung: zusätzlich rheologische Infusionstherapie (s. Hörsturz, S. 20)

Mittelohrtuberkulose

- Häufig Zufallsbefund im Rahmen einer mikrochirurgischen Mittelohroperation (Histologie!)
- Postoperativ: tuberkulostatische Kombinationstherapie in Absprache mit Internist (Pneumologe)
- Bereits präoperative bekannte Diagnose einer Mittelohrtuberkulose: 6–12-wöchige tuberkulostatische Kombinationstherapie vor Tympanoplastik empfehlenswert (Absprache Internist)

Ohrsekretion bei liegendem Paukenröhrchen

- Subtile Ohrreinigung
- Antiseptische Lokaltherapie: H_2O_2 3%ig oder Dequaliniumchlorid oder Povidon-Jod
- Ggf. antibiotische Lokalbehandlung (Abstrich): z. B. Ciprofloxacin
- Bei Versagen der lokalen Therapie und hartnäckiger Sekretion: Ggf. systemische antibakterielle Therapie nach Abstrich
- Granulation um Paukenröhrchen: Versuch der Ätzung mit Albothyl oder Argent. nitric.
- **Ultima Ratio:**
  - Neomycinsulfat-Salbe

Neomycinsulfat	0,25
Paraffinum subliqu.	
Vaselinum alb.	aa ad 50,0
S. Salbe, mit Q-Tip in die Nase geben	

  - Oder Aluminiumacetat-Tartrat (z. B. in Essitol Tabletten zur Herstellung von Lösungen), nur bei Patienten über 12 Jahre, Anwendung am Ohr außerhalb der klassischen Indikationen

Mittelohr

Paukenröhrchen-Obstruktion

- z. B. durch Blut, Cerumen
- Lokaler Behandlungsversuch mit: H_2O_2 3%ige Lösung oder Acidum aceticum

Therapieresistente Ohrsekretion unklarer Ursache

- Haustierhaltung?
- Enger Kontakt mit Hund oder Katze?
- An Möglichkeit einer Pasteurella-multocida-Infektion des Gehörganges denken!
- Falls Pasteurella-multocida-Nachweis: Amoxicillin oder Cephalosporin, z. B. Cefuroxim
- Bei Mischinfektion: Ampicillin plus Sulbactam

Infizierte Ohrradikalhöhle

- Subtile Reinigung unter ohrmikroskopischer Sicht
- Ggf. vorsichtige Spülung und anschließendes Absaugen und Austupfen
- Antiseptische Behandlung:
  - H_2O_2 3%ige Lösung
  - Oder Farbstofflösung
  - Oder Dequalinium-Tropfen

Dequaliniumchlorid	0,02
Glycerol wasserfrei	ad 10,0
S. 0,2% Dequalinium-Topfen	

- Persistierende bakterielle Infektion trotz antiseptischer Behandlung (Abstrich!): lokale antibiotische Therapie, z. B. mit Ciprofloxacin (z. B. Ciloxan)

Nota bene
Lokale Therapie ist der systemischen vorzuziehen!

- Oberflächliche Granulationen: Touchieren mit Policresulen (Albothyl) oder 10%iger Argentum-nitricum-Lösung, anschließend Gazestreifeneinlage mit Cortisonpräparat
- Tapeten- und Schuppenbildung in der Höhle: Versuch der vorsichtigen Entfernung, oft hilfreich, z. B. mit Salicylsäure-Lösung

Acidum salicylicum	0,2
Spirit. dil.	
Glycerini	aa ad 20,0

- Mykose in Radikalhöhle: entsprechende Behandlung der Otomykose (s. Seite 10)

Im entzündungsfreien Intervall ggf. Versuch der „Milieuänderung" (pH-Wert), z. B. mit 3%iger Essigsäure

Acidum aceticum 3%	20 ml
S. Ohrentropfen mit Pipette	

Wegener'sche Granulomatose des Mittelohres

- Immunsuppressive Behandlung in der Regel durch Internisten (Onkologen)
- Glucocorticoide
- Methotrexat
- Cyclosporin
- Ggf. Ohroperation

Otogene Komplikationen

Otogene Sinusthrombose

- Operationsindikation!
- Neurologisches (ggf. internistisches) Konsil
- Begleitend zur Operation bis zum Erregernachweis hochdosierte parenterale antibiotische Therapie: analog der antibiotischen Behandlung des otogenen Hirnabszesses

Otogener Hirnabszess

- Neurochirurgisches Konsil!
- Möglichst Abszesspunktion vor Beginn der ersten Antibiotikagabe
- Hochdosierte parenterale antibiotische Therapie bis zum Eintreffen des Antibiogramms:
  - Cefotaxim (Claforan) 3 × 2–4 g i.v.
  - Oder Ceftriaxon (Rocephin) 2 × 2 g i.v. plus Metronidazol (z.B. Metronidazol Fresenius) 3–4 × 500 mg i.v. plus Rifampicin (Eremfat) 1 × 0,6 g i.v.
  - Alternativ: Penicillin G (Penicillin „Grünenthal") bis 20–24 Mio. I.E. i.v. tgl. plus Metronidazol 3–4 × 500 mg i.v. tgl. plus Ceftazidim (Fortum) 1–2 g alle 4–8 Stunden i.v. tgl.
- Ggf. Modifikation der Antibiotikatherapie nach Erhalt des Resistogramms
- Je nach individuellem Krankheitsstadium neurochirurgische Operation bzw. oto-neurochirurgische Operation
- Einsatz von Glucocorticoiden beim Hirnabszess umstritten!
- Ggf. antiepileptische Medikation

Otogene entzündliche Komplikationen

Otogene Meningitis

- Pädiatrisches oder neurologisches Konsil!
- Bis zum eventuellen Erregernachweis hochdosierte parenterale antibiotische Therapie:
    - Ceftriaxon (Rocephin)
        - Kinder ab 1. Lebensjahr: 100 mg/kg KG/Tag
        - Erwachsene: 2 × 2 g/Tag i.v.
    - Oder Cefotaxim (Claforan)
        - Kinder ab 1. Lebensjahr: 200 mg/kg KG/Tag
        - Erwachsene: 3 × 3–4 g/Tag i.v.
    - Oder Cephalosporin der Gruppe 3 plus Fosfomycin (Infectofos): Kinder ab 1. Lebensjahr 200–300 mg/kg KG/Tag, Erwachsene 3 × 5 g/Tag i.v.
- Nach Erhalt des Antibiogramms ggf. Umstellen der bisherigen antibiotischen Behandlung
- Parazentese
- Abhängig von Grunderkrankung weiterreichende Ohroperation

Innenohr

Akustische Traumen/Hörschäden

Explosionstrauma

- Medikamentöse Behandlung bei entsprechender Innenohrschädigung analog zur Hörsturztherapie
- Ggf. hyperbare Sauerstofftherapie
- Ggf. tympanoplastische Maßnahmen (persistierende Trommelfellperforation, Läsion der Gehörknöchelchen)

Akute Lärmschädigung des Innenohres

- Pharmakologische Therapie wie bei Hörsturz (s. Seite 20)
- Ggf. zusätzlich Magnesium

Knalltrauma

- Medikamentöse Therapie analog zur Hörsturzbehandlung (s. Seite 20):
  - Rheologische Therapie (z. B. HAES-steril) plus Pentoxifyllin plus Glucocorticoid
  - Ggf. zusätzlich Magnesium
  - Alternativ: hyperbare Oxygenierung

Commotio/Contusio labyrinthi

- Im Rahmen von Schädeltraumata:
  - Rheologische Therapie plus Glucocorticoid analog Hörsturzbehandlung
  - Bei zusätzlicher vestibulärer Symptomatik: z. B. Dimenhydrinat (z. B. Vomex A) oder Betahistin (z. B. Aequamen)
  - Ggf. Operationsindikation bei Begleitverletzungen

Hörsturz

- Zahlreiche offene Fragen zur Behandlung, u. a.:
  - Ungeklärte Pathophysiologie des Hörsturzes!
  - Spontanremission!?
  - Wenige evidenzbasierte Multizenterstudien zur Therapie!
- Empfehlenswerte Grundlage für therapeutisches Vorgehen: Leitlinie der Deutschen Gesellschaft für HNO-Heilkunde, Kopf- und Hals-Chirurgie
- Prinzipien der Hörsturzbehandlung:
  - Rheologische Therapie (z. B. Hämodilution)
  - Antiödematöse Therapie (z. B. Glucocorticoide)
  - Ionotrope Therapie (z. B. Lokalanästhetika)
  - Reduktion des Endolymphvolumens (z. B. Osmotherapie)
  - Antioxidanzien
  - Thrombozytenaggregationshemmung
  - Fibrinogenabsenkung durch Apherese
  - Hyperbare Oxygenierung (HBO-Therapie)

Differenzialtherapie

Patienten mit geringen Hörverlusten

- Ambulante intravenöse Glucocorticoidgabe für 3 Tage
  (z. B. 250 mg Solu-Decortin H)

Hochton-Innenohrschwerhörigkeit

- Rheologische Therapie:
  - Pentoxifyllin (z. B. Trental) am 1. Tag 5 ml, am 2. Tag 10 ml, am 3. Tag 15 ml in Hydroxyethylstärke (z. B. HAES-steril 6% 500 ml tgl.)

Nota bene
Langsame Infusion über mehrere Stunden!

  - Auf Pruritus als unerwünschte Arzneimittelwirkung unter HAES hinweisen!
  - HAES-Gesamtdosis von 300 g nicht überschreiten (Pruritus)!
- Zusätzlich Glucocorticoid: beginnend mit 250 mg Solu-Decortin H i. v., dann schrittweise Reduktion mit späterer ausschleichender oraler Steroidmedikation unter Magenschutz (z. B. Pantoprazol-Pantozol 20 mg)

Tiefton-Innenohrschwerhörigkeit

- Glucocorticoide (z. B. Prednisolon)
- Oder Osmotherapie, z. B. 250 ml Mannitol-Infusionslösung 20% (z. B. Osmosteril 20%) für 3 Tage, danach ggf. für 7 Tage Hydroxyethylstärke-Infusionen

Nota bene
Bei Osmotherapie Allgemeinzustand der Patienten, insbesondere Vorerkrankungen des Herz-Kreislaufsystems beachten! Ggf. internistisches Konsil!

Mittelfrequenz-Innenohrschwerhörigkeit

- Eher selten
- Glucocorticoide
- Ggf. Osmotherapie

Pantonale Innenohrschwerhörigkeit

- Rheologische und antiödematöse Therapie mit z. B. Hydroxyethylstärke, Pentoxifyllin und Glucocorticoiden (analog Hochton-Innenohrschwerhörigkeit)
- Alternativ (nur in speziellen Zentren): bei Fibrinogenspiegel von mehr als 300 mg/dl Apherese (Heparin-induzierte extrakorporale Lipoprotein-Plasmapherese)

Erkrankungen des Ohres

An Taubheit grenzende Innenohrschwerhörigkeit/Surditas

- Rheologische und antiödematöse Therapie mit Hydroxyethylstärke, Pentoxifyllin, Glucocorticoiden
- Bei Therapieversagen der konservativen Behandlung: Indikation zur Tympanoskopie (rundes Fenster)

Nota bene
Kommt es bei Patienten mit Hörsturz unter laufender Therapie zu einer Befundverschlechterung, so ist eine Tympanoskopie indiziert.

- Therapieversagen trotz maximaler medikamentöser Therapie: evtl. hyperbare Sauerstofftherapie (strenge Indikationsstellung)

Nota bene
Zahlreiche Hörsturzpatienten klagen über „Stress", auf Stressabbau hinweisen. Mitunter psychosomatische (Mit-)Behandlung empfehlenswert.

Nota bene
Obsolete Behandlungsverfahren beim Hörsturz (gemäß Leitlinien der Deutschen Gesellschaft für HNO-Heilkunde, Kopf- und Hals-Chirurgie): Sauerstoff-Atmung bei normalem atmosphärischem Druck, Ozon, UV-Licht, jede Form von Lasertherapie (auch in Verbindung mit z. B. Ginkgo-Präparaten), Suggestive Psychotherapie, alleinige Akupunktur, Eigenblutbehandlung, Vasodilativa (ggf. Steal-Effekt)

- Ausblick: intratympanale Steroidtherapie?

Tinnitus

Akuter Tinnitus

- Beruhigung des Patienten (Leidensdruck?)
- HNO-fachärztliche Abklärung möglicher Tinnitusursachen?
- Ggf. milde Sedierung, z. B. Diazepam (Valium) oder Bromazepam (Lexotanil6 Tabletten)
- Rheologische Infusionstherapie, z. B. mit Hydroxyethylstärke und Prednisolon unter Magenschutz (s. Hörsturz, S. 20)
- Ggf. Antioxidans (Vitamin E)
- Ggf. bei Therapieversagen o. g. Pharmaka: hyperbare Sauerstoffbehandlung

Chronischer Tinnitus

- In der Regel keine kausale medikamentöse Therapie!
- Ggf. Behandlungsversuch mit Pharmaka (insbesondere falls noch keine vorherige medikamentöse Behandlung)
- Rheologische Infusionstherapie analog zum akuten Tinnitus
- Ggf. Versuch mit Glutamatantagonist, z. B. Caroverin
- Bei erheblicher depressiver Verstimmung: ggf. vorübergehend Antidepressivum, z. B. Amitriptylin (Saroten)
- Falls erhebliche Einschlafstörungen, z. B. Diazepam

> **Nota bene**
> Wichtig Habituationstraining: Tinnitus-Retraining-Therapie, Entspannungsverfahren, Selbsthilfegruppe, ggf. Tinnitusmasker

Virale Labyrinthitis

- Glucocorticoide
- Rheologische Infusionstherapie (z. B. HAES-steril 6%)
- Bei gleichzeitig bestehender oberer Atemwegsinfektion: Infekttherapie, abschwellende Nasentropfen
- Antivertiginosum (Dimenhydrinat, z. B. Vomex A)
- Ggf. Antibiotikum gegen Superinfektion, Ampicillin plus Sulbactam oder Cephalosporin der 3. Generation

Bakterielle Labyrinthitis

- Stets Operationsindikation!
- Medikamentöse Therapie begleitend zur Operation: hochdosierte parenterale antibiotische Therapie, bis zum Eintreffen eines Antibiogramms
  - Cefotaxim plus Metronidazol
  - Oder Ceftazidim plus Metronidazol plus Penicillin G
- Antivertiginosa, z. B. Dimenhydrinat (Vomex A)
- Analgetikum/Antipyretikum
- Rheologische Infusionstherapie, Hydroxyethylstärke (z. B. HAES-steril 6%)

Autoimmunerkrankungen des Innenohres

- Neben Syndromen (z. B. Cogan-Syndrom) klinisch-praktisch wichtig: rasch progrediente, bilaterale Innenohrschwerhörigkeit (oft bei jungen Frauen)
- Systemische Glucocorticoidgabe
- Ggf. Cyclosporin
- Ggf. Azathioprin
- Mitbehandlung durch Internisten, Immunologen

Zoster oticus

- Bei Zoster-Erkrankungen im Kopf-Hals-Bereich stets Virostatikum!
- Virostatikum: Aciclovir (z. B. Aciclovir AL Tabletten), tgl. 5 × 800 mg oral
- Bei schwerem klinischen Verlauf: Aciclovir 5–7,5 mg/kg KG/Tag alle 8 h intravenös
- Analgetikum
- Rheologische Infusionstherapie mit Gabe eines Glucocorticoids analog zum Hörsturz (s. Seite 20)
- Lokaltherapie:
  - Antiseptische, austrocknende Behandlung z. B. mit Clioquinol Creme (nicht auf behaarten Kopf wegen Gelbfärbung der Haare!)

Erkrankungen des Ohres

Clioquinol	2,0
Ungt. emulsificans aq	ad 100,0
S. 1–2 × tgl. dünn auftragen	

- Oder Idoxuridin-Lösung (z. B. Zostrum) für max. 4 Tage
- Antibiotikum nur bei Verdacht auf bakterielle Superinfektion
- Bei vestibulärer Symptomatik: ggf. Antivertiginosum (z. B. Dimenhydrinat)
- Ausblick: Impfung, insbesondere zum Schutz älterer Menschen vor Herpes zoster und seinen Komplikationen (klinische Studien mit Lebendvakzine Zostavax)

Beispiele für Zoster-Schmerztherapie

- Schmerzgrad I
  - Metamizol 20–40 Tropfen (4 × tgl.)
  - ASS 500 mg (3 × tgl.)
  - Paracetamol 500 mg (3–4 × tgl.)
  - Naproxen 500 mg (2–3 × tgl.)
  - Diclofenac 50 mg (3 × tgl.)
- Schmerzgrad II
  - Tramadol 200–600 mg (1 × tgl.)
  - Amitriptylin 900–2400 mg (1 × tgl.)
- Schmerzgrad III
  - Morphin 5–20 mg (2–3 × tgl.)
  - Buprenorphin 0,2 mg (1–6 × tgl.)

Vestibuläre Störungen

Neuropathia vestibularis

- Akutes Stadium:
  - Dimenhydrinat (z. B. Vomex A) 50–100 mg oral (ggf. auch intravenös) oder 3 × 150 mg als Suppositorium
  - Oder Meclozin (z. B. Postadoxin N Tabletten) 50 mg oral
- Ggf. Sedierung: Diazepam 10 mg oral oder langsam intravenös
- Bettruhe nur bei heftiger klinischer Symptomatik
- Rheologische Infusionstherapie mit z. B. HAES-steril 6 % und Glucocorticoiden (s. Hörsturz, Seite 20)
- Physikalische Therapie, Habituationstraining (z. B. nach Hamann), optokinetische Übungen, propriozeptives Training u. a.

Nota bene
Alle zentral dämpfenden Medikamente möglichst frühzeitig absetzen, da sie die Kompensation beeinträchtigen!

Innenohr

Benigner paroxysmaler Lagerungsschwindel

- Medikamentöse Behandlung nicht sinnvoll!
- Befreiungsmanöver:
  - Epley-Manöver
  - Semont-Manöver
  - Brandt-Daroff-Manöver

Nota bene
Durch gezielte Befreiungsmanöver werden fast 100% der Betroffenen beschwerdefrei!

Morbus Menière

Akuter Anfall

- Bettruhe, kochsalzarme Kost
- Antivertiginosa: Dimenhydrinat (z. B. Vomex A) intramuskulär oder intravenös
- Ggf. Sedierung: Diazepam (z. B. Diazepam-ratiopharm)
- Ggf. rheologische Therapie, z. B. Hydroxyethylstärke plus Glucocorticoide (s. Hörsturz, Seite 20)
- Ggf. Osmotherapie (z. B. Osmosteril)

Medikamentöse Anfallsprophylaxe

- Betahistin (Vasomotal) 3 × 8 mg (bis 3 × 16 mg) tgl.

Nota bene
Betahistin zeichnet sich durch eine gute Verträglichkeit aus und wirkt nicht inhibitorisch auf zentrale vestibuläre Kompensationsvorgänge!

- Gentamicin-Therapie:
  - Bei therapierefraktärer vestibulärer Symptomatik
  - Applikation über Paukenröhrchen, z. B. 16 mg Gentamicin für max. 7 Tage (jeweils Kopfdrehung während Applikation um ca. 45 Grad zur gesunden Seite)

Nota bene
Täglich Audiogramm-Kontrollen!

  - Abbruch der Behandlung bei Auftreten eines Ausfallnystagmus und/oder einer messbaren persistierenden Verschlechterung des Innenohrhörvermögens auf der betroffenen Seite!
- **Ultima Ratio** bei Anfallsschwindel: GABA-Antagonist Pikrotoxin (derzeit nicht als Handelspräparat erhältlich)
  - Täglich 1 mg Pikrotoxin als Suppositorium über 1 Woche, dann nur jeden 2. Tag, danach jeden 4. bzw. 7. Tag
  - Dauerbehandlung: nur einmal wöchentliche Gabe
- Bei Versagen der medikamentösen Therapie: ggf. operative Behandlung (strenge Indikationsstellung)

- Allgemeine Behandlungsempfehlungen bei Morbus Menière:
  - Alkohol, Koffein, Nikotin meiden
  - Stressabbau
  - Ggf. psychogene Komponente beachten

Kinetosen

- Medikamentöse Prophylaxe:
  - Parasympatholytikum: Scopolamin-Pflaster (z. B. Scopoderm TTS), Pflaster ca. 5–6 h vor Reiseantritt oder am Abend vor Reiseantritt retroaurikulär applizieren (nicht bei Kindern unter 10 Jahren)
  - Antihistaminikum: Dimenhydrinat (z. B. Vomacur)
  - Neuroleptikum: Promethazin (z. B. Atosil), sedierende Wirkung!
- Allgemeine Tipps zur Vermeidung einer Seekrankheit:
  - Horizont im Auge behalten
  - Kopfbewegungen vermeiden
  - Körpereigene Adaptation ausnutzen
  - Möglichst in Schiffsmitte auf Deck gehen
  - Kein Alkohol

Frakturen

Felsenbeinfrakturen

- Vorsichtige Gehörgangsreinigung unter ohrmikroskopischer Sicht
- Ggf. Salbenstreifeneinlage
- Steriler Ohrverband
- Abschwellende Nasentropfen
- Antibiotikum nur bei Zeichen einer bakteriellen Infektion, z. B. Cephalosporin
- Bei Mitbeteiligung des Innenohres und/oder des N. facialis rheologische Infusionstherapie unter Einsatz von Glucocorticoiden (Magenschutz) analog zur Hörsturzbehandlung (s. Seite 20)

Nota bene
Eine Liquorfistel stellt keine Indikation für eine sogenannte antibiotische Prophylaxe dar!

- Ggf. Operationsindikation

Nervus facialis

Hemispasmus facialis (Spasmus facialis)

- Therapie ggf. in Zusammenarbeit mit Neurologen
- Injektion von Botulinum-Toxin in die vom N. facialis innervierten Muskeln

Nota bene
Injektionspunkte über dem medialen Augenwinkel und dem Mundwinkel sind zu vermeiden!

Fazialisparesen

Idiopathische Fazialisparese

- Insbesondere bei kompletter Lähmung Infusionstherapie:
  - Hydroxyethylstärke (z. B. HAES-steril 6 %, 500 ml)
  - Plus Pentoxifyllin (z. B. Trental): am 1. Tag 5 ml, am 2. Tag 10 ml, am 3. Tag 15 ml
  - Plus Glucocorticoid, z. B. beginnend mit 250 mg Solu-Decortin H, später schrittweise Reduktion und Ausschleichen unter Magenschutz (z. B. Pantoprazol-Pantozol 20 mg)
- Bei inkompletter peripherer Fazialisparese oder bei Ablehnung o. g. Infusionstherapie auch ambulante Cortisonbehandlung möglich: z. B. 1 mg/kg KG Prednisolon tgl. p. o. für 10 Tage (möglichst innerhalb der ersten 2–4 Tage nach Krankheitsbeginn)
- Ggf. Analgetikum: Acetylsalicylsäure oder Diclofenac
- Aktive Bewegungsübungen vor dem Spiegel (3–4 × tgl.) als begleitendes myofaziales Training
- Korneaschutz:
  - Befeuchtende Augentropfen (z. B. Corneregel Fluid Augentropfen),
  - Augensalbe (z. B. Regepithel Augensalbe oder Bepanthen Augen- und Nasensalbe)
  - Uhrglasverband, evtl. tagsüber Seitenschutzbrille

Nota bene
Bei schwangeren Patientinnen kein Pentoxifyllin, nach Rücksprache mit Gynäkologen in der Regel Corticoidtherapie möglich.

Nota bene
Der routinemäßige Einsatz von Virostatika bei der Bellschen Parese wird kontrovers diskutiert.

Traumatische Fazialisparese

- Zum Beispiel im Rahmen von Felsenbeinfrakturen oder Parotisverletzungen
- Bei Sofortparese (innerhalb der ersten 24 Stunden): Operation!
- Bei gesicherter Spätparese (nach mehr als 24 Stunden): medikamentöse Therapie wie bei idiopathischer Fazialisparese, abwartendes Verhalten, ggf. abhängig vom klinischen Verlauf später operative Revision

Otogene Fazialisparese

- Im Rahmen einer akuten Otitis media: Parazentese plus Antibiotikum plus Antiphlogistikum
- Im Rahmen einer Mastoiditis: Mastoidektomie plus Parazentese plus Antibiotikum plus Antiphlogistikum
- Im Rahmen einer chronischen Otitis media: Operation, Antibiotikum, ggf. weitere begleitende medikamentöse Therapie wie bei idiopathischer Fazialisparese

Fazialisparese bei Melkersson-Rosenthal-Syndrom

- Therapieversuch: analog idiopathischer Fazialisparese

2

Erkrankungen der Nase und der Nasennebenhöhlen

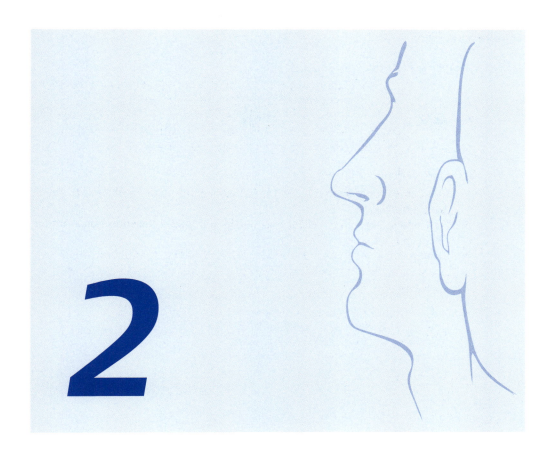

Allgemeine Erkrankungen

Nasensekretion beim alten Menschen

- Subjektiv unangenehme klare Sekretion bei reizloser Nasenschleimhaut, oft bei über 70-Jährigen
- Therapieversuch:
  - Kochsalzspülungen
  - Traubenzuckerhaltige Nasensalbe

Dextropur. pulv.	5,0
Mentholi	0,1
Lanolini	3,0
Paraff. liquid.	ad 50,0
S. Nasensalbe	

  - Zeitlich begrenzt topisches Glucocorticoid: z. B. Mometason (Nasonex Spray)
  - Rhinoguttae Argenti diacetylotannici proteinici 3 % SR Nasentropfen (bis 6 × tgl. 2–5 Tropfen in die Nase)
- **Ultima Ratio**: Versuch einer Ätzung umschriebener Schleimhautareale mit z. B. 20 %iger Silbernitratlösung
- Ggf. homöopathisches Präparat, z. B. allergo-loges Mischung zum Einnehmen (3 × tgl. 5–10 Tropfen)

Riechstörungen

- Ggf. Behandlung der Grundkrankheit (z. B. Nasenoperation bei respiratorischer Dysosmie)
- Topisches Glucocorticoid bei Polyposis nasi
- Glucocorticoide, insbesondere bei Anosmie oder Hyposmie nach viralem Infekt, z. B. Methylprednisolon (Urbason Tabletten) über 3–4 Wochen, beginnend mit 48 mg morgens, dann schrittweise reduzieren
  - Anwendungsbeispiel: 1.–3. Tag 48 mg, 4.–6. Tag 40 mg, 7.–9. Tag 30 mg, 10.–12. Tag 20 mg, 13.–15. Tag 10 mg, 16.–18. Tag 8 mg, 19.–21. Tag 4 mg
- Ggf. Zink, z. B.

Zinc. sulf.	2.0
Aqua dest.	ad 30,0
S. 3 × 7 Tropfen tgl. mit etwas Flüssigkeit	

- Ggf. Therapieversuch mit homöopathischer Medikation:
  - Nux vomica

Nux vomica D7	30,0
S. 3 × tgl. 7 Tropfen	

  - Oder Natrium muriaticum D200, einmalige Verabreichung; anschließend für 4 Wochen 3 × tgl. 1 Tablette Luffa D6
  - Oder Bulbus olfactorius GL D6 und Jaspis D10, je 1 Ampulle 2 × wöchentlich subkutan (zusammen aufziehen, z. B. Injektion subkutan nuchal über unterer Halswirbelsäule)

▶ **Ultima Ratio** (Behandlungsversuch): Strychnin-Therapie, z. B.

Strychnin. nitric.　　　　　　　　　　　　　　　0,002 g
Sacch. Lact.　　　　　　　　　　　　　　　　　0,1 g
M. f. pulv.
D. tal. dos. N. XII
S. 2–3 × tgl. 1 Schnupfpulver

Nota bene
Alpha-Liponsäure wird nicht mehr zur medikamentösen Therapie von Riechstörungen empfohlen.

▶ Ausblick: Riechtraining

Nasenschmerz

▶ Umschriebene Schmerzen nach Trauma, Operationen (z. B. Nasenhöckerabtragung), gelegentlich aber auch durch Druck einer Brille
▶ Therapieversuch mit schmerzlindernder Salbe:
– Diethylamin-salicylat und Myrtecain (Algesal Creme, 2 × tgl. dünn auftragen)
– Oder Capsaicin-Creme

Capsaicin　　　　　　　　　　　　　　　　　　0,002
Ungt. emulsif. aq.　　　　　　　　　　　　　　　ad. 20,0
S. Capsaicin-Creme zur Anwendung im Gesicht, 1 × tgl. auf betroffene Hautstelle auftragen

▶ Ggf. lokale Injektion von Bupivacain: z. B. 0,2 ml Carbostesin 0,5 % Injektionslösung 1 × tgl. über einige Tage
▶ Ggf. Neuraltherapie: z. B. umschriebene lokale Infiltration mit Procain (z. B. Procain 1 % Steigerwald)

Frakturen der Nase

Nasenbeinfraktur

▶ Tetanusschutz überprüfen bei offener Nasenbeinfraktur!

Nichtdislozierte Nasenbeinfraktur

▶ Begleitend abschwellende Nasentropfen, z. B. Xylometazolin
▶ Antiphlogistikum

Dislozierte Nasenbeinfraktur

▶ Medikamentöse Therapie nur begleitend zur Operation!
▶ Falls Nasentamponade für mehr als 24 Stunden: Antibiotikum, z. B. Cotrimoxazol
▶ Antiphlogistikum
▶ Nach Entfernung der Nasentamponaden: z. B. Kochsalzspülungen, ggf. Nasensalbe

Frakturen der Rhinobasis

- Medikamentöse Behandlung entweder begleitend zur Operation oder bei fehlender Operationsindikation!
- Tetanusschutz abklären
- Schnäuzverbot
- Abschwellende Nasentropfen
- Ggf. Antiphlogistikum
- Antibiotikum perioperativ oder bei Entzündungszeichen: z. B. Cefuroxim oder Ampicillin plus Sulbactam
- Bei Rhinoliquorrhö: Liquorgängigkeit des Antibiotikums beachten!

Nota bene
Diffusion von Antibiotika in den Liquor:
- **Gut bei entzündeten und nichtentzündeten Meningen:**
  Chloramphenicol, Cotrimoxazol, Metronidazol. Sulfonamide
- **Gut nur bei entzündeten Meningen:**
  Ampicillin, Cefotaxim, Ceftazidim, Ceftriaxon, Cefuroxim, Ciprofloxacin, Clavulansäure, Doxycyclin, Penicillin G, Sulbactam, Tetracyclin
- **Minimal bei entzündeten Meningen:**
  Erythromycin, Gentamicin, Tobramycin, Vancomycin
- **Nicht bei entzündeten Meningen:**
  Clindamycin, Polymyxin B

Nota bene
Eine Liquorfistel ist keine Indikation für eine ungezielte antibiotische Behandlung.

Orbitabodenfraktur

- Falls keine Operationsindikation:
  - Schnäuzverbot
  - Abschwellende Nasentropfen
  - Antiphlogistikum
  - Nur bei entzündlichen Veränderungen: Antibiotikum

Jochbeinfraktur

- Falls keine Operationsindikation:
  - Antiphlogistikum
  - Nur bei entzündlichen Veränderungen: Antibiotikum

Äußere Nase

Erysipel der Nase

- Systemische antibiotische Therapie:
  - Oralpenicillin: 3–4 Mio. I.E. Penicillin V oral tgl.
  - Schwere Verlaufsformen: 10 Mio. I.E. Penicillin G i.v. tgl.
  - Penicillinallergie: Erythromycin (z.B. Erythrocin 500 Neo Filmtabletten oder Erythrocin intravenös)
- Rivanol- oder Alkoholumschläge
- Antiphlogistikum: z.B. Diclofenac
- Chronisch-rezidivierendes Erysipel (selten, z.B. nach Radiatio): Benzathin-Penicillin G i.m. 1,2 Mio. I.E./pro Monat (z.B. Tardocillin 1200)

Folliculitis introitus nasi

Desinfizierende Salben:
  - Povidon-Jod (z.B. Braunovidon Salbe)
  - Oder 0,5%ige Clioquinol Lotio

Clioquinol	0,05
Lotio alba	ad 10,0
S. 0,5% Clioquinol-Lotio (1–2 × tgl. auftragen)	

  - Oder 0,5%ige Clioquinol-Creme

Clioquinol	0,05
Ungt. emulsificans aq.	ad 10,0
S. 0,5% Clioquinol-Creme (1–2 × tgl. dünn auftragen)	

- Epilation der Haare, die sich immer wieder entzünden
- Im entzündungsfreien Intervall Pflege des Naseneingangsbereichs mit z.B. Dexpanthenol-Salbe

Naseneingangsekzem

- Lokale Behandlung:
  - Dexpanthenol-Salbe (z.B. Bepanthen Augen- und Nasensalbe)
  - Oder Creme aus ungesättigten Fettsäuren (z.B. Linola-Fett Creme)
- Falls o.g. Lokaltherapie erfolglos:
  - Tetracyclin-Salbe (z.B. Aureomycin Salbe)
  - Oder Gentamicinsulfat plus Betamethasonvalerat (z.B. Sulmycin Creme mit Celestan-V)
- Falls stärkere Borkenbildung: ölige Nasentropfen

Eukalyptusöl	15,0
Campher	0,06
Mittelkettige Triglyzeride	ad 20,0
S. Ölige Nasentropfen zur äußerlichen Anwendung (2–3 × tgl. 1–2 Tropfen)	

Nasenfurunkel/Oberlippenfurunkel

- Lokale antibakterielle Behandlung:
  - Chlortetracyclin (z. B. Aureomycin Salbe)
  - Oder Neomycinsulfat (z. B. Neobac Salbe)
  - Oder Lokaltherapie mit Ammoniumbituminosulfat
    (z. B. Thiobitum Salbe 20%)
- Systemische staphylokokkenwirksame antibiotische Therapie
  (Ausnahme: kleiner Solitärfurunkel ohne Umgebungsreaktion):
  - Cefadroxil (z. B. Cefadroxil beta 1.000 Tabs)
  - Oder Flucloxacillin (z. B. Staphylex Kapseln)
  - In der HNO-Praxis ggf. Doxycyclin (z. B. Doxy-Wolff Filmtabletten)
- Ausgeprägte Befunde mit Allgemeinsymptomen wie Fieber, starke Schmerzen, Umgebungsreaktionen:
  - Ruhigstellung der Gesichtsmotorik (Sprechverbot)
  - Weiche Kost, ggf. parenterale Ernährung
  - Bettruhe
  - Ödem der Nasen- und Gesichtsweichteile: Rivanol- oder Alkoholumschläge
- Bei ausgeprägten Befunden und schwerem Krankheitsverlauf systemische intravenöse antibiotische Therapie:
  - Cefazolin (z. B. Cefazolin 2,0 Hexal)
  - Oder Aminopenicillin plus Betalactamaseinhibitor (z. B. Unacid)
  - Bei Penicillin- und/oder Cephalosporin-Unverträglichkeit: Clindamycin
    (z. B. Clinda-saar)
- Falls deutlich markierte Eiterkuppe: vorsichtig abheben, niemals drücken!
- Ggf. Kürzen der Haare im Naseneingangsbereich
- Bei rezidivierendem Nasenfurunkel: lokale Anwendung von Mupirocin
  (z. B. Infecto Pyoderm Salbe)

Erfrierung/Verbrennung der Nase

Erfrierung

- Langsames Aufwärmen
- Bei Blasenbildung: Blasen mit antiseptischer Lösung lokal behandeln, z. B. Povidon-Jod (Betaisodona Lösung)
- Nach Abklingen der akuten Phase: z. B. Lebertransalbe (z. B. Unguentolan Salbe)
- Nachbehandlung: ggf. steroidhaltige Salbe (zur Vermeidung von Narbenbildungen)

Verbrennung

- Tetanusschutz!
- Bei geringer Ausdehnung und oberflächlichem Befund:
  - Lebertransalbe (z. B. Unguentolan Salbe)
  - Oder fetthaltige antibiotische Salbe, z. B. Chlortetracyclin (z. B. Aureomycin Salbe)
- Nachbehandlung: ggf. steroidhaltige Salbe (gegen Narbenbildung)
- Bei freiliegendem Knorpel oder Knochen: operative Versorgung unter antibiotischem Schutz

Lepra

- In Deutschland extrem selten, importierte Infektionskrankheit aus Endemiegebieten
- Behandlung gemäß WHO-Empfehlungen

Isolierte Hautläsion

- Zum Beispiel 600 mg Rifampicin einmalig (Rifa Dragees)
- Paucibazilläre Lepra (tuberkuloide Lepra und erregerarme Varianten):
    - Rifampicin 600 mg 1 × pro Monat für 6 Monate plus Dapson 100 mg 1 × tgl. für 6 Monate (z. B. Dapson-Fatol Tabletten)

Multibazilläre Lepra

- Lepromatöse Lepra und erregerreiche Varianten:
    - 600 mg Rifampicin 1 × monatlich für 12 Monate plus Dapson 100 mg 1 × tgl. für 12 Monate plus Clofazimin 300 mg 1 × monatlich für 12 Monate unter ärztlicher Aufsicht
    - Und 50 mg tgl. als Selbstmedikation (Clofazimin in Deutschland nicht zugelassen, als Lamprene über internationale Apotheke zu beziehen)

Rhinophym

- Im Anfangsstadium (Stadium I) medikamentöse Therapie als Behandlungsversuch: Tetracyclin 3 × tgl. 500 mg p. o. (z. B. Tetracyclin Wolff 500 mg Hartkapseln)
- Ab Stadium II: operative Behandlung

Nasenhaupthöhle

Akute Rhinitis

- Meistens selbst limitierend!
- Symptomatische Therapie:
    - Reichlich Trinken
    - Salzwasserspray (Rhinomer Nasenspray)
    - Inhalationen
    - Vitaminhaltige Ernährung
    - Nasenspülungen (z. B. mittels Nasendusche)
    - Abschwellende Nasentropfen, z. B. Xylometazolin (Otriven) oder Xylometazolin plus Dexpanthenol (nasic)
- Akute Rhinitis des Säuglings: statt Nasentropfen Sambucus nigra D2
- Bei Säuglingen und Kleinkindern: Rauminhalation

Eukalyptusöl	4,5 g
Latschenkiefernöl	4,5 g
Pfefferminzöl	1,0 g
(ca. 15–20 Tropfen Öl pro Vernebelung in einem Raum von mindestens 10 m^2)	

Erkrankungen der Nase und der Nasennebenhöhlen

▶ Für Kleinkinder bis 6 Jahre: Tramazolin-Nasenspray (z. B. Ellatun ½ Nasentropfen/-spray) oder Kochsalztropfen

Nota bene
Anwendung von Rhinologika bei Säuglingen:
- Keine Sprühflaschen verwenden (hoher Applikationsdruck und wenig exakte Dosierung)
- Keine Dosieraerosole (Glottiskrampf, Atemstörung)
- Keine mentholhaltigen Nasentropfen (Laryngospasmus, Somnolenz, Kollaps als unerwünschte Arzneimittelwirkungen)
- Keine Antihistaminika
- Möglichst keine Tropfpipetten (Kontaminierungsgefahr)

Neugeborenenrhinitis

▶ Angeborene Lues und Gonorrhö ausschließen
▶ Oft Staphylokokkeninfektion, bei entsprechender Klinik und Erregernachweis kurzdauernde systemische antibiotische Therapie mit Isoxazolylpenicillin oder oralem Cephalosporin

Chronisch-atrophische Rhinitis

▶ Noxen ausschalten
▶ Schleimhautbehandlung mit Salben, Ölen:
   — Traubenzuckerhaltige Nasensalbe (hygroskopische Wirkung)

Dextropur. pulv.	5,0
Mentholi	0,1
Lanolini	3,0
Paraff. liquid.	ad 50,0
S. Nasensalbe	

— Oder flüssige Nasensalbe

Acid. salicyl.	2,0
Menthol.	0,1
Adip. Lan. anhydr.	5,0
Ol. Oliv.	ad 50,0
M. f. Emuls.	
S. Flüssige Nasensalbe	

— Ggf. pharmazeutisches Sesamöl (z. B. GeloSitin Nasenpflege, Pumpspray)
— Ggf. Lebertransalbe (z. B. Unguentolan Salbe)

Nota bene
Ggf. Anwendung der Salben in der HNO-Praxis als „Gottstein-Tamponade" (zur Borkenentfernung).

▶ Abtragen von Krusten durch den HNO-Arzt
▶ Kochsalzspülungen der Nase
▶ Ggf. nach Krustenentfernung: vitaminhaltiges Nasenöl (z. B. Coldastop Nasen-Öl)

Nasenhaupthöhle

- Ggf. Tyloxapol (Tacholiquin 1%ige Lösung) zur Sekretolyse
- Ggf. Raumluftbefeuchtung
- Ggf. Befeuchtungslösung vor Zubettgehen:

NaCl	0,18
Glycerol 85 %	0,06
Polysorbat 80	0,04
Aqua dest.	ad 20,0

S. 0,9 % NaCl-Befeuchtungslösung zur Anwendung in Nase und Nasenrachenraum (vor dem Schlafengehen 1–3 Tropfen in jedes Nasenloch)

- Homöopathische Medikation: Kalium bichromicum D4 und Hydrastis D3 im Wechsel
- **Ultima Ratio**: Dihydroergotoxin-Präparat (Hydergin spezial Filmtabletten), UAW beachten!

Chronisch-hyperplastische Rhinitis

- Noxen ausschalten
- Keine abschwellenden Nasentropfen
- Schleimhautpflege durch Salben:

Mentholi	0,1
Lanolini	
Vaselini	
Paraffini	aa ad 50,0

S. Weiche Nasensalbe

– Oder mineralsalzhaltige Nasensalben (Emser Nasensalbe sensitiv)
– Oder Schleimhaut pflegende und abschwellende Nasenemulsion

Menthol Krist. Ph. Eur. II	0,2
Naphazolinnitrat	0,004 g
Erdnussöl Ph. Eur. II	50,0
Wollwachs Ph. Eur. II	32,5
Aqua inject. Ph. Eur.	10,0
Paraff. liqu. Ph. Eur. II	7,5
M. f. emulsio	
D. S. Nasenemulsion	

- Falls keine ausreichende Besserung durch o. g. Maßnahmen: Versuch mit topischem Glucocorticoid z. B. Triamcinolonacetonid (Rhinisan Nasenspray)
- Falls rezidivierende eitrige Sekretion: Abstrich, ggf. gezielte antibiotische Therapie nach Resistogramm

Rhinitis vasomotorica (nasale Hyperreaktivität)

- Anamnese! (Pharmaka, Allergie, Privinismus?)
- Ggf. Noxen ausschalten
- Insbesondere bei „idiopathischer" Rhinitis vasomotorica Stufenschema (letzte Stufe: Operation)
- Zeitlich begrenzt abschwellende Nasentropfen (z. B. Tramazolin, Ellatun-N-Nasentropfen)
- Insbesondere zu Therapiebeginn bei massiver Schleimhautschwellung der unteren Nasenmuscheln mentholhaltige Salbe

Mentholi	0,1
Lanolini	
Vaselini	
Paraffini	aa ad 50,0
S. Weiche Nasensalbe	

- Salzwasserspülungen
- Insbesondere bei erheblicher Obstruktion: zeitlich begrenzt topische Glucocorticoide, z. B. Mometasonfuroat (Nasonex Nasenspray)
- Ipratropiumbromid als Spray (Atrovent) 2–3 × tgl. 1 Hub zu je 0,02 mg nasal
- Topisches Antihistaminikum: Azelastin (z. B. Allergodil Nasenspray)
- **Ultima Ratio** vor Operation: Antihistaminikum plus Glucocorticoid (z. B. Tavegil plus Celestamine N Tabletten)
- Ggf. strichförmiges Ätzen der unteren Nasenmuscheln mit 20%iger Silbernitratlösung (ggf. vorher Oberflächenanästhesie)
- Ggf. sogenannte nasale Reflextherapie mit ätherischen Ölen (1–3 × tgl.)

Zitronenöl	11,5
Eukalyptusöl	11,0
Campher	3,5
Pfefferminzöl	3,0
Melissenöl	0,5
Salbeiöl	0,3
Anisöl	0,3
Rosmarienöl	0,3
Miglyol 812 Hyls	69,6

— **Kontraindikationen** für nasale Reflextherapie: Rhinitis sicca, akutes Gesichtstrauma

Nota bene
Capsaicin-Therapie verlassen, da häufig subjektiv sehr unangenehm für Betroffene

Allergische Rhinitis

- Allergenkarenz! (z. B. Encasings für Matratzen, Kissen, Bettdecken beim Hausstaubmilbenallergiker)
- Ggf. Klimawechsel (z. B. beim Pollenallergiker: Hochgebirge oder Seeklima mit geringerem, zeitlich verkürztem Pollenflug und wenigen Pollenarten)

Spezifische Immuntherapie (SIT)

- Spezifische Immuntherapie (Hyposensibilisierung): neben Allergenkarenz einzige kausale Behandlungsform
  - SCIT: subkutane Applikation
  - SLIT: sublinguale Applikation
- Indikationen zur subkutanen spezifischen Immuntherapie (nach der Leitlinie der Deutschen Gesellschaft für Allergologie und klinische Immunologie, des Ärzteverbandes Deutscher Allergologen und der Gesellschaft für pädiatrische Allergologie und Umweltmedizin, 2006):
  - Nachweis einer IgE-vermittelten Sensibilisierung und eindeutiger Zusammenhang mit klinischer Symptomatik
  - Verfügbarkeit standardisierter bzw. qualitativ hochwertiger Allergenextrakte
  - Wirksamkeitsnachweis der geplanten subkutanen spezifischen Immuntherapie für jeweilige Indikation
  - Allergenkarenz nicht möglich
- Kontraindikationen zur subkutanen spezifischen Immuntherapie mit Allergenen:
  - Unzureichend behandeltes Asthma und/oder irreversible Atemwegsobstruktion
  - Schwerwiegende kardiovaskuläre Erkrankung (außer bei Insektengiftallergie)
  - Therapie mit Beta-Blockern
  - Schwere Autoimmunerkrankungen, Immundefizienzen
  - Maligne neoplastische Erkrankung mit aktuellem Krankheitswert
  - Unzureichende Compliance
- Indikationen zur sublingualen Immuntherapie mit Allergenen
  - Nachweis einer IgE-vermittelten Sensibilisierung und eindeutiger Zusammenhang mit klinischen Symptomen einer allergischen Rhinokonjunktivitis durch Pollenallergene, deren Behandlung mit subkutaner spezifischer Immuntherapie nicht in Frage kommt
  - Verfügbarkeit standardisierter und qualitativ hochwertiger Allergenextrakte
  - Wirksamkeitsnachweis der geplanten sublingualen Immuntherapie für die jeweilige Indikation
  - Patienten vorzugsweise 18 Jahre und älter
- Kontraindikationen zur sublingualen Immuntherapie
  - Unzureichend behandeltes Asthma und/oder irreversible Atemwegsobstruktion (d.h. FEV1 trotz adäquater Pharmakotherapie unter 70% des Sollwertes)
  - Schwere Autoimmunerkrankungen, Immundefizienzen
  - Maligne neoplastische Erkrankungen mit aktuellem Krankheitswert
  - Unzureichende Compliance

Nota bene
Spezifische Immuntherapie (Hyposensibilisierung) möglichst früh im Krankheitsverlauf einsetzen!

Symptomatische Therapie

Topische Chromone (Mastzellstabilisatoren)
- Cromoglicinsäure (z. B. CromoHEXAL Nasenspray), Nedocromil (z. B. Irtan Nasenspray)
- Gut wirksam bei allergischer Konjunktivitis, vor allem Nedocromil
- Intranasale Anwendung nur bei besonderer Indikation, z. B. Schwangerschaft

Antihistaminika
- Topische Antihistaminika: Azelastin (z. B. Allergodil Nasenspray oder Augentropfen), Levocabastin (z. B. Livocab Nasenspray oder Augentropfen)
- Schnell wirksam gegen Nasen- und Augensymptome

Systemische Antihistaminika
- Orale Substanzen der 2. Generation: Cetirizin (z. B. Zyrtec), Azelastin (z. B. Allergodil), Desloratadin (z. B. Aerius Filmtabletten), Ebastin (z. B. Ebastel Filmtabletten), Mizolastin (z. B. zolim Tabletten)
- Gut wirksam gegen Niesreiz, Juckreiz, Augenbrennen
- Geringe Beeinflussung einer nasalen Obstruktion

Nota bene
Vermeidung kardiotoxischer Medikamente!

Glucocorticoide
- Topische Glucocorticoide zur nasalen Anwendung: Budesonid (z. B. Pulmicort Topinasal), Flunisolid (z. B. Syntaris Lösung), Fluticason (z. B. Flutide Nasal Nasenspray), Mometason (z. B. Nasonex Nasenspray), Triamcinolonacetonid (z. B. Rhinisan Nasenspray)
- Topische Applikation: wirksamste pharmakologische Behandlung der allergischen Rhinitis!
- Systemische Applikation nur bei schwerem Krankheitsverlauf oder ansonsten therapierefraktärer allergischer Rhinitis; möglichst keine intramuskuläre Depotinjektion!

Nota bene
Kein erhöhtes Frakturrisiko durch nasal applizierte Glucocorticoide!

Dekongestiva
- Abschwellend wirksame Sympathomimetika: Oxymetazolin (z. B. Nasivin Nasentropfen), Xylometazolin (z. B. Olynth Nasentropfen) u. a.
- Möglichst als topische Therapie für maximal 10–14 Tage, additiv z. B. als Wegbereiter für Behandlung mit anderen Stoffgruppen

Anticholinergika
- Ipratropiumbromid (z. B. Atrovent)
- Mitunter gut wirksam bei subjektiv belästigender Rhinorrhö

Leukotrienrezeptorantagonisten
- Montelukast (Singulair)

Cave
Strenge Indikationsstellung! Therapiekosten beachten! Abschließende Einschätzung derzeit schwer möglich.

Homöopathische Therapie
- Vor erwarteter Symptomatik: Acidum formicicum D 200 intravenös, 3 Gaben im Abstand von 2 Wochen (bis ca. 2 Wochen vor Blütezeit)
- Bei starker Augensymptomatik: Euphrasia D2 (mehrfach tgl.) und evtl. zusätzlich Euphrasia-Augentropfen
- Bei starkem Niesreiz: Allium cepa D6
- Allgemein: Galphimia glauca D4 oder Luffa oder allergo-loges-Mischung zum Einnehmen (nicht für Kinder unter 12 Jahren; Inhaltsstoffe: Acid. formicicum, Apis mellifica, Cardio spermum, Galphimia glauca, Hydrocotyle asiatica, Luffa operculata)

Therapie bei Kindern
- Gleiche Therapieprinzipien wie für Erwachsene

Nota bene
Nur wenige Pharmaka an Kindern unter 2 Jahren erprobt!

- Möglichst keine sedierenden oralen Antihistaminika
- Möglichst keine systemisch verabreichten Glucocorticoide
- Intranasale Glucocorticoide möglich, z. B. Mometason und Fluticason

Therapie während der Schwangerschaft
- Topische Steroide und Cromoglicinsäure möglich

Nota bene
Fehlende Studien!

Therapie älterer Patienten
- Keine älteren Antihistaminika mit anticholinergem Effekt

Cave
Glaukom, Prostatahypertrophie, zentrale und kardiovaskuläre Effekte!

Ausblick
- Akupunkturbehandlung der allergischen Rhinitis bei Kindern
- Lokale Applikation lipidhaltiger Nasensalbe als mögliche zukünftige ergänzende Behandlung (weitere Studien erforderlich)
- Humanisierte monoklonale Antikörper gegen spezifisches IgE

Erkrankungen der Nase und der Nasennebenhöhlen

Notfalltherapie anaphylaktoider Reaktionen nach Hyposensibilisierungbehandlung

Allgemeine Maßnahmen

- Sofortige Unterbrechung der Allergenzufuhr
- Stauschlauch proximal zur Injektionsstelle (zur Unterbrechung des venösen Abflusses und des arteriellen Einstroms)
- Ggf. subkutane Um- und Unterspritzung der Injektionsstelle 0,1–0,2 mg Adrenalin in ausreichendem Volumen
- Zusätzlich bei Allgemeinreaktionen:
  - Sauerstoffzufuhr
  - Großlumigen intravenösen Zugang legen
  - Flach- oder Trendelenburg-Lagerung des Patienten (Ausnahme Lungenödem)
  - Exakte Beobachtung des Patienten

Gezielte Therapie (je nach Reaktionsform)

- Lokalreaktion:
  - Übermäßige Schwellung und/oder Rötung der Injektionsstelle
  - Neben obigen aufgeführten allgemeinen Maßnahmen zusätzlich je nach Ausprägung kühlen und Antihistaminikum, z. B. Clemastin (Tavegil)
- Leichte Allgemeinreaktion:
  - Allgemeine Hautrötung, Urtikaria, Pruritus, Schleimhautreaktionen (z. B. Rhinorrhö, Konjunktivalreaktionen), Allgemeinreaktionen (z. B. Unruhe, Kopfschmerzen)
  - Allgemeine Maßnahmen wie oben beschrieben, zusätzlich Blutdruck- und Pulskontrollen, Gabe eines H1- und H2-Antihistaminikums (z. B. je 1 Ampulle Tavegil und Cimetidin intravenös)
  - Prednisolon (Solu-Decortin H 100–500 mg intravenös)
- Ausgeprägte Allgemeinreaktion:
  - Kreislaufdysregulation (Blutdruck-, Pulsveränderung), Atemnot (leichte Dyspnoe, beginnender Bronchospasmus), Stuhl- bzw. Urindrang, Angstgefühl
  - Bei pulmonaler Reaktion: Inhalation eines Beta-Sympathomimetikums oder Adrenalin (bei Progredienz der Symptome Adrenalin 1 mg/10 ml: 0,1 mg/min intravenös)
  - Bei kardiovaskulärer Reaktion: Ringer-Lactat-Lösung intravenös
  - H1- und H2-Antihistaminikum
  - Prednisolon (Solu-Decortin H 250–500 mg intravenös)
- Starke Allgemeinreaktion:
  - Schock (schwere Hypotension, Blässe des Patienten), Bronchospasmus mit bedrohlicher Dyspnoe, Bewusstseinstrübung oder Bewusstseinsverlust, ggf. Stuhl- und/oder Urinabgang
  - Bei pulmonaler Reaktion: Inhalation eines Beta-Sympathomimetikums oder Adrenalin (bei Progredienz Adrenalin 1 mg/10 ml: 0,1 mg/min intravenös)
  - Ringer-Lactat-Lösung intravenös
  - Prednisolon (Solu-Decortin H 250–1.000 mg intravenös)
  - Zusätzlich Theophyllin, initial 5 mg/kg KG intravenös
  - Flüssigkeitszufuhr, z. B. Hydroxyethylstärke (z. B. HAES-steril 10 %)

Nasenhaupthöhle

- Adrenalin 1 mg/10 ml: 0,1 mg/min i. v. oder Dopamin 2,5–5 mg/70 kg/min i. v.
- Bei Progredienz nach etwa 1 mg Adrenalin: Noradrenalin 0,05–1 mg/min und H1- und H2-Antihistaminikum i. v., danach Prednisolon 1.000 mg i. v.

▶ Vitales Organversagen (Atem-Herz-Kreislauf-Stillstand):
   - Kardiopulmonale Reanimation (Intubation, ggf. Tracheotomie, Sauerstoffgabe, Beatmung, Herzmassage)
   - Adrenalin (ggf. plus Dopamin plus Noradrenalin)
   - Volumensubstitution

Nota bene
Oben angegebene Dosierungsempfehlungen gelten für Erwachsene, bei Kindern müssen die Dosierungen dem Körpergewicht entsprechend angepasst werden!

Notfallset Insektengiftanaphylaxie

▶ Enthält Antihistaminikum, Glucocorticoide, Beta-2-Adrenergikum sowie eine Adrenalin-Fertigspritze zur intramuskulären Injektion
▶ Sollte vom betroffenen Patienten stets mitgeführt werden

Cave
Exakte Einweisung, insbesondere zur intramuskulären Adrenalin-Injektion, dringend erforderlich!

Lues der Nase

▶ Dermatologe!
▶ Mittel der Wahl: Penicillin
▶ Früh-Syphilis (primäre und sekundäre Lues): tägliche intramuskuläre Injektion von 1 Mio. I. E. Clemizol-Penicillin G für 2 Wochen
   - Bei Penicillinallergie: Doxycyclin 100 mg 2 × tgl. für 2 Wochen
▶ Spät-Syphilis: gleiche Therapie wie bei Früh-Syphilis, aber für einen Zeitraum von drei Wochen

Lokale Nebenwirkungen einer CPAP/BIPAP-Therapie (Schlafapnoe) an den Nasenschleimhäuten

▶ Trockene Nasenschleimhäute, ggf. Nasenbluten: Dexpanthenol-Spray (z. B. nasic-cur Lösung als Nasenspray 1 × tgl. vor Anwendung des CPAP/BIPAP-Gerätes)
▶ Bei Rhinorrhö und subjektiv oft sehr belästigender Nasensekretion:
   - Zeitlich begrenzter Behandlungsversuch mit topischem Steroid (z. B. Rhinisan Spray)
   - Oder 2 %ige Sol. Targesini

Sol. Targesini 2 %
S. Nasentropfen

Erkrankungen der Nase und der Nasennebenhöhlen

- Lokale Therapie mit Silbereiweißacetyltannat (z. B. Rhinoguttae Argenti diacetylotannici proteinici 3 % SR Nasentropfen, bis 6 × tgl. 2–5 Tropfen in beide Nasenhaupthöhlen)
- **Ultima Ratio:** Versuch einer umschriebenen Ätzung mit Arg. nitricum 10 % oder 20 % (zuvor Oberflächenanästhesie)

Nasenbluten

- Medikamentöse Therapie nur begleitend
- Allgemeine Sofortmaßnahmen:
  - Aufrichten des Oberkörpers
  - Kalte Kompresse oder Eiskrawatte in den Nacken
  - Patient beruhigen
  - Blut ausspucken lassen
  - Digitale Kompression der Nasenflügel
  - Blutdruckkontrolle
- Ggf. Behandlung eines Grundleidens (z. B. Hypertonus)
- Bei lokalisierter Blutung im vorderen Septumabschnitt: ggf. Versuch der Ätzung mit 20%iger Silbernitratlösung
- Je nach Blutungsquelle und Stärke der Blutung:
  - gezielte Elektrokoagulation in Lokalanästhesie
  - Vordere Nasentamponade
  - Hintere Nasentamponade
  - In schwersten Fällen ggf. operative Versorgung, eventuell Embolisation
- Nach Entfernung der Nasentamponaden: Nasenschleimhautpflege mit weicher Nasensalbe oder Dexpanthenol-Nasensalbe
- Bei Liegedauer einer Tamponade von mehr als 24 Stunden: Antibiotikum (z. B. Cotrimoxazol) und Antiphlogistikum

Morbus Rendu-Osler

- Intensive Pflege der Nasenschleimhäute mit z. B. weicher Nasensalbe und vitaminhaltigem Nasenöl (z. B. Coldastop Nasen-Öl)
- Ggf. Lebertransalbe (z. B. Unguentolan Salbe)
- Ggf. lokale Therapie mit Estriol (z. B. Ovestin Creme)
- Ggf. operative Behandlung
- Bei akuter Epistaxis und bekanntem Morbus Rendu-Osler z. B. Nasentropfen mit Tranexamsäure (Cyklokapron) zur Blutstillung: 5 Tropfen (ca. 0,25 ml) einer 100 mg/ml Tranexamsäurelösung in die Nase träufeln (nach: Klefish A. Arch. Int. Med. 161, 2001)

Nasenmuschelhyperplasie

- Topisches Steroid: z. B. Flunisolid (Syntaris Lösung) oder Triamcinolonacetonid (z. B. Rhinisan Nasenspray)
- Antihistaminikum: z. B. 10 mg Loratadin abends (z. B. Lisino S Tabletten)
- Abschwellende Nasentropfen (nur kurzfristig!): z. B. Xylometazolin

- Bei geringem Befund: Versuch der strichförmigen Nasenmuschelätzung mit z. B. 20%iger Silbernitratlösung (Effekt oft gering)
- Ggf. operative Behandlung

Septumhämatom, Septumabszess

- Medikamentöse Therapie nur begleitend zur Operation

Systemische antibiotische Behandlung mit staphylokokkenwirksamem Präparat:
  — Amoxicillin plus Clavulansäure
  — Oder Clindamycin
- Antiphlogistikum: z. B. Diclofenac
- Postoperativ nach Tamponadeentfernung: z. B. Kochsalzspülungen im Rahmen der Lokalpflege

Septumperforation

- Ggf. Behandlung einer Grunderkrankung (z. B. chronische atrophische Rhinitis, M. Wegener)
- Bei fehlender Operationsindikation bzw. ablehnender Haltung gegenüber Operation:
  — Intensive Nasenschleimhautpflege mit weicher Nasensalbe

Mentholi	0,1
Lanolini	
Vaselini	
Paraffini	aa ad 50.0
S. Weiche Nasensalbe	

  — Im Wechsel mit vitaminhaltigem Nasenöl (z. B. Coldastop Nasen-Öl) oder pharmazeutischem Sesamöl (z. B. GeloSitin Nasenpflege, Pumpspray)

Wegenersche Granulomatose

- Internist!
- Bei Befall des Naseninneren, z. B. mit starker Borkenbildung oder Septumperforation: täglich intensive lokale Pflege (z. B. weiche Nasensalbe oder Coldastop Nasen-Öl)
- Kochsalzspülungen
- Systemische Therapie: durch Internisten oder Immunologen bzw. in enger Abstimmung mit diesen Disziplinen
- Initial nur auf HNO-Bereich beschränkt: Trimethoprim/Sulfamethoxazol 2×960 mg/Tag p. o. (z. B. Cotrim 960-1A Pharma)
- Ansonsten aktivitäts- und ausdehnungsadaptierte Therapie:
- Nicht lebensbedrohlicher generalisierter Verlauf ohne Nierenfunktionseinschränkung: Methotrexat (0,3 mg/kg/Woche intravenös)
- Aktiver Verlauf: Prednisolon plus Cyclophosphamid (nach dem Fauci-Schema)

Rhinosklerom

- Erreger: Klebsiella pneumoniae ssp. rhinoscleromatis
- Möglichst gezielte Therapie nach Testung der Antibiotikaempfindlichkeit!
- Medikamentöse Therapie: z.B. Tetracyclin 1 g tgl. für bis zu 4–5 Wochen, ggf. plus Aminoglykosid

Seltene Infektionskrankheiten mit möglicher Beteiligung des HNO-Bereiches

Systemmykosen

- Mykosen durch primär pathogene Pilze
- Massentourismus!
- Reisen in Endemiegebiete!
- Migrationsbewegungen!

Histoplasmose

- Auch: Ulzera, Granulome in der Nase, Halslymphknotenschwellungen
- Medikamentöse Therapie:
  - Amphotericin B (z.B. AmBisome)
  - Alternativ: Itraconazol (z.B. Sempera)

Kokzidioidomykose

- Auch: Granulome im Bereich der Lippen und der Nasolabialfalte
- Medikamentöse Therapie:
  - Itraconazol (z.B. Sempera)
  - Alternativ: Amphotericin B (z.B. AmBisome), auch Fluconazol (z.B. Diflucan)

Parakokzidioidomykose

- Auch: Ulzera in Nase, Mund (Gingiva), Lippen, Oropharynx
- Halslymphknotenschwellungen
- Nasopharynx: mögliche Eintrittspforte für Erreger
- Medikamentöse Therapie:
  - Itraconazol (z.B. Sempera)
  - Alternativ: Amphotericin B (z.B. AmBisome) plus Flucytosin (z.B. Ancotil)

Kryptokokkose

- Erreger: Cryptococcus neoformans
- Wohl gefährlichste Hefemykose des Menschen, vermehrt bei AIDS-Patienten (opportunistische Infektion)
- Auch: Befall von Nasenschleimhäuten, äußerer Nase im Rahmen hämatogener oder lymphogener Metastasierung (primär: Lunge)

Medikamentöse Therapie:
- Amphotericin B (z.B. AmBisome) plus Flucytosin (z.B. Ancotil)
- Alternativ: Fluconazol bei leichter klinischer Erkrankung

Nota bene
Initialsymptom einer Kryptokokkenmeningitis kann ein Hörsturz sein!

Subkutane Mykose

Rhinosporidiose
- Auch Befall der Nase, oft einseitiges obturierendes endonasales Wachstum, ggf. auch Befall der Nasennebenhöhlen und des Nasopharynx
- Therapie:
  - Primär Operation
  - Ggf. Behandlung einer bakteriellen Sinusitis: abschwellende Maßnahmen, Antibiotikum

Leishmaniose
- Erreger: Protozoen der Gattung Leishmania
- Neben viszeraler und kutaner auch mukokutane Form mit Befall von Nasopharynx und Septumdestruktion
- Stets tropenmedizinische Mitbetreuung
- Medikamentöse Therapie:
  - liposomales Amphotericin B (z. B. AmBisome)
  - Alternativ: ggf. Miltefosin

Malleus (Rotz)
- Extrem seltene bakterielle Erkrankung bei Menschen
- Erreger: Burkholderia mallei
- Auch: Infektion der Nasenschleimhäute mit mukopurulenter Sekretion
- Medikamentöse Therapie (insgesamt nur wenig klinische Therapieerfahrung):
  - Amoxicillin plus Clavulansäure
  - Oder Ceftazidim
  - Oder Doxycyclin

Nota bene
Menschen laufen nur Gefahr, an Malleus zu erkranken, wenn sie direkten Kontakt zu infizierten Tieren haben oder wenn Ausscheidungen solcher Tiere auf Schleimhäute oder Hautläsionen gelangen.

Noma (Cancrum oris)
- In Deutschland extreme Rarität, aber wichtige Rolle z. B. in Afrika
- Auch: Befall von Mundschleimhäuten, Wangen (Wangenperforation!), Lippen bei stets reduziertem Ernährungs- und Allgemeinzustand
- Anaerobierbeteiligung
- Medikamentöse Therapie: im akuten Stadium sofortige antibiotische Behandlung mit intravenösem Penicillin und lokal antiseptischer Therapie
- Chirurgische Wundrevision
- Im chronischen Stadium oft plastisch-rekonstruktive Maßnahmen zur Defektdeckung erforderlich

Nasennebenhöhlen

Akute Sinusitis

Virale „seröse" Rhinosinusitis

- Ausreichende Trinkmenge
- Abschwellende Nasentropfen, z. B. 3 × tgl. Xylometazolin
- Lokale Wärmeapplikation (z. B. Rotlicht oder Kopflichtkasten), sofern dadurch keine Beschwerdezunahme
- Inhalationen, z. B. mit Kamille
- Ggf. Kochsalzspülungen der Nase
- Ggf. Antiphlogistikum: z. B. Diclofenac
- Ggf. adjuvantes Phytotherapeutikum, z. B. standardisiertes Myrtol (GeloMyrtol Kapseln) oder Präparat aus Eisenkraut, Enzianwurzel, Schlüsselblumenblüten, Gartensauerampferkraut, Holunderblüten (Sinupret Dragees)

Purulente Sinusitis

- Reichlich Trinken
- Abschwellende Nasentropfen mehrfach tgl., ggf. hohe Einlagen
- Antiphlogistikum
- Antibiotikum (strenge Indikationsstellung!) für 5–7 Tage:
    - Kinder: Cefuroxim oder Amoxicillin (ggf. plus Betalactamaseinhibitor)
    - Erwachsene: Doxycyclin oder Clindamycin oder Cefaclor (Cefuroxim) oder Cotrimoxazol
- Inhalationen
- Lokale Wärmeapplikation (sofern dadurch keine Schmerzverstärkung)
- Ggf. Kochsalzspülungen

Nota bene
Bei ausgeprägtem klinischen Befund und starker subjektiver Beschwerdesymptomatik ggf. anfänglich topisches Steroid zur Abschwellung der Schleimhäute!

Kieferhöhlenempyem

- Punktion der erkrankten Kieferhöhle in Lokalanästhesie mit Absaugen des entzündlichen Sekrets

Insbesondere bei purulenter Sinusitis frontalis, Sinusitis ethmoidalis und Sinusitis sphenoidalis

- Zusätzlich frühzeitig abschwellende Maßnahmen im mittleren Nasengang (unter mikroskopischer oder endoskopischer Sicht) z. B. mit Naphazolin (Privin)-Einlagen, anschließend gezieltes Absaugen

Chronische Sinusitis

Chronisch-eitrige Sinusitis

- Abschwellende Nasentropfen
- Kochsalzspülungen der Nase
- Inhalationen
- Lokale Wärmeapplikation
- Antiphlogistikum
- Ggf. Phytotherapeutikum: z. B. Cineol (Soledum Kapseln) oder Vielstoffgemisch (Sinupret Dragees)
- Ggf. Bakterienlysat (z. B. Broncho-Vaxom oder IRS 19)
- Bei akuter eitriger Exazerbation: staphylokokkenwirksames Antibiotikum für 10–14 Tage, z. B. Amoxicillin plus Clavulansäure oder Cefuroxim oder Clindamycin oder Levofloxacin
- Bei Versagen der konservativen Behandlung: Operation

Nota bene
Bei dentogener Sinusitis maxillaris stets Anaerobier als wichtige Infektionserreger berücksichtigen!

Chronisch-polypöse Sinusitis

- Topisches Glucocorticoid, z. B. Mometason (z. B. Nasonex Nasenspray) oder Triamcinolonacetonid (z. B. Rhinisan Nasenspray)
- Ggf. systemisches Glucocorticoid, z. B. Methylprednisolon (Urbason Tabletten)
- Ggf. allergenspezifische Immuntherapie
- Ggf. adaptive Desaktivierung mit ASS
- Bei Versagen der konservativen Therapie: Operation

Endokranielle Sinusitis-Komplikationen

- Stets Blutkulturen abnehmen!
- Liquorgängigkeit der Antibiotika berücksichtigen!

Rhinogene Meningitis

- Bis zum Erregernachweis: Ceftriaxon oder Cefotaxim
- Sobald Erregernachweis: gezielte Therapie nach Antibiogramm

Rhinogener Hirnabszess

- Bis zum eventuellen Erregernachweis: z. B. Flucloxacillin plus Ceftazidim plus Metronidazol

Nota bene
Gute Diffusion von Antibiotika in Hirnabszesse: Ampicillin, Cefotaxim, Ceftazidim, Ceftriaxon, Chloramphenicol, Flucloxacillin, Metronidazol, Penicillin

Mukopyozelen

- Medikamentöse Therapie nur begleitend zur Operation
- Perioperative Antibiotikaprophylaxe mit z.B. Cefuroxim oder Ampicillin plus Sulbactam
- Ggf. Antiphlogistikum bzw. Analgetikum

Orbitale Sinusitis-Komplikation

- Stets Operationsindikation überprüfen: HNO-ärztlicher Befund, ophthalmologischer Befund, Computertomographie
- Falls keine Operationsindikation oder begleitend zur Operation bis zu möglichem Erregernachweis:
  - Ampicillin plus Sulbactam, anfänglich parenterale Applikation
  - Oder Clindamycin (in schweren Fällen plus Ceftazidim)
- Abschwellende Maßnahmen, insbesondere hohe Einlagen im mittleren Nasengang

Polyposis nasi

- Ursachenforschung: Analgetikaintoleranz, Allergie?
- Ggf. Allergenkarenz
- Glucocorticoidspray, z.B. Mometason (Nasonex Nasenspray)
- Bei ausgeprägtem Befund und erheblichen subjektiven Beschwerden ggf. systemische Glucocorticoide: z.B. Methylprednisolon (z.B. Urbason Tabletten) als Initialtherapie über 2–3 Wochen
- Ggf. Operation
- Bei Analgetikaintoleranz: z.B. orale Desaktivierung mit ASS in steigender Dosierung (nur bei entsprechender Erfahrung!)

Stirnbeinosteomyelitis

- Neben Operation (intraoperative Materialentnahme zur bakteriologischen Untersuchung) systemische antibiotische Therapie mit: Clindamycin oder Ampicillin plus Sulbactam
- Nach Erregernachweis gezielte antibakterielle Behandlung nach Antibiogramm: z.B. Ciprofloxacin bei Pseudomonas-aeruginosa-Nachweis
- Therapiedauer: Befundabhängig, mitunter 4–6 Wochen

Mykosen der Nasennebenhöhlen

Nichtinvasive Aspergillose

- Insbesondere Kieferhöhle und Siebbein
- Neben Operation: postoperativ tägliche Spülungen des Operationsgebietes mit z. B. steriler Natriumchloridlösung für 8–14 Tage
- Falls postoperative Kochsalzspülungen nicht ausreichen: Spülungen mit Antimykotikum, z. B. Clotrimazol

> **Nota bene**
> Lokal wirksame Antimykotika beeinflussen oftmals wachsende Pilze mit aktivem Stoffwechsel, nicht aber ruhende Pilze und Sporen!

> **Nota bene**
> Eine nichtinvasive Aspergillose ist keine Indikation für eine systemische antimykotische Therapie!

Invasive Aspergillose

- Neben operativer Therapie systemische antimykotische Behandlung:
  - Amphotericin B (z. B. AmBisome), ggf. in Kombination mit Flucytosin (z. B. Ancotil)
  - Alternativ: Voriconazol (VFEND), strenge Indikationsstellung

Mucormykose (rhinozerebrale Form)

Neben operativer Therapie systemische Antimykotika:
  - Amphotericin B (z. B. AmBisome), ggf. in Kombination mit Flucytosin

> **Nota bene**
> Liposomales Amphotericin B hat in klinischen Studien eine signifikante Reduktion der Nephrotoxizität und der akuten, mit der Infusion zusammenhängenden Nebenwirkungen gezeigt!

Dakryozystitis

- Grundsätzlich augenärztliche Behandlung, mitunter aber wichtige Differenzialdiagnose im HNO-ärztlichen Notdienst!
- Bis Abstrichergebnis vorliegt: topisches Aminoglykosidantibiotikum wie Gentamicin (z. B. Refobacin Augensalbe) plus staphylokokkenwirksames systemisches Antibiotikum wie Cefuroxim (z. B. Cefuroxim-ratiopharm Filmtabletten)
- Bei Spontanperforation: zusätzlich lokale Therapie mit framycetinhaltigen Kegeln (z. B. Leukase N Kegel)

Postoperative Medikation nach endonasal-mikroendoskopischer Nasennebenhöhlenoperation

(Eigenes Konzept)
- Während stationärem Aufenthalt (ggf. nach Nasentamponaden-Entfernung): mehrfach tägliche Nasenspülungen mit isotonischer Natriumchloridlösung

Erkrankungen der Nase und der Nasennebenhöhlen

- Tägliches Absaugen durch HNO-Arzt
- Keine ungezielte antibiotische Therapie, sofern Operation nicht wegen entzündlicher Komplikationen erfolgt
- Keine Nasensalbe und Nasensprays in der frühen postoperativen Phase
- Bei starker Schleimhautschwellung: ggf. hohe Einlagen mit z. B. Naphazolin
- Nach Operation einer ausgedehnten Polyposis nasi et sinuum:
  - Bei noch verbliebenen kleinen Polypenresten z. B. im Bereich der Riechspalte: ggf. gezielte Einlage von mit topischem Steroid getränkten Gazestreifen
  - Ab zweiter postoperativer Woche: topische Glucocorticoidtherapie (als Rezidiv-Prophylaxe)
- Persistierende klinische Symptomatik nach endonasaler Nasennebenhöhlenoperation, problematischer Heilverlauf ggf. Therapieversuch mit Protonenpumpenhemmer:
  - Omeprazol 2 × 20 mg tgl. (z. B. Omeprazol AL 20))
  - Oder Esomeprazol 2 × 20 mg tgl. (z. B. Nexium mups)
  - Oder Pantoprazol 2 × 20 mg tgl. (z. B. Pantozol)
- Granulationsbildung im Heilverlauf: z. B. gezieltes Touchieren mit Policresulen
- Auffallend ödematöse Schleimhaut in operierter Kieferhöhle Wochen nach stattgehabter Operation: ggf. systemisches Glucocorticoid für 2–3 Wochen, z. B. Methylprednisolon
- Therapieresistente purulente Sekretion aus operierter Kieferhöhle bei ausreichend großem, offenem Kieferhöhlenfenster:
  - Spülungen mit NaCl-Lösung über Fenster und systemische antibiotische Therapie nach Antibiogramm (Abstrich!)
  - **Ultima Ratio** (falls Spülungen erfolglos): z. B. Spülungen mit Ciprofloxacin (Infusionslösung) für 5–7 Tage

Postnasal-Drip-Syndrom

- Häufig nach vorangegangener Nasennebenhöhlenoperation
- Häufig langwieriger, therapeutisch schwer zu beeinflussender Verlauf!
- Topisches Steroid, z. B. Mometason oder Triamcinolonacetonid
- Traubenzuckerhaltige Nasensalbe

Dextropur. pulv.	5,0
Mentholi	0,1
Lanolini	3,0
Paraff. liquid.	ad 50,0
S. Nasensalbe	

- Falls topisches Steroid und traubenzuckerhaltige Nasensalbe ohne Effekt: Versuch mit Ipratropiumbromid (z. B. Atrovent)
- Versuch mit Silbereiweißacetyltannat-Nasentropfen (z. B. Rhinoguttae Argenti diacetylotannici proteinici 3 % SR)
- **Ultima Ratio**: Homöopathische Behandlung, z. B. Kalium bichromicum D4 oder Thuja D3
- Versuch der umschriebenen Schleimhautbehandlung mit Arg. nitricum 10 %

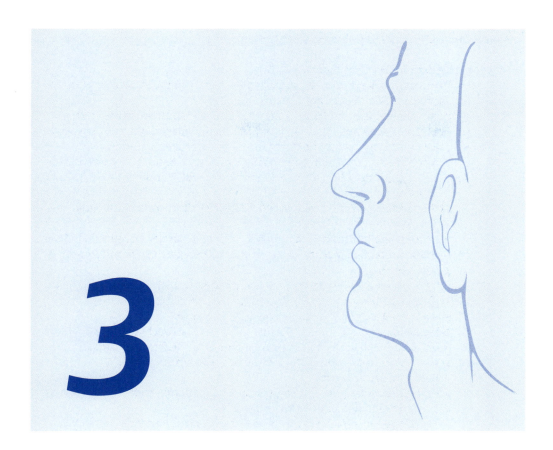

3

Erkrankungen der Mundhöhle und des Pharynx

Mundhöhle

Lippen

Herpes (simplex) labialis

- Bläschen oder Krusten nicht eröffnen!
- Aciclovir lokal (z. B. Aciclovir-ratiopharm Lippenherpescreme) mehrfach täglich dünn auftragen, für 4–5 Tage (möglichst frühzeitiger Therapiebeginn!)
- Zu Beginn Lokaltherapie auch durch Bestreichen mit Alkohol 70% möglich
- Oder: lokale phytotherapeutische Behandlung mit Trockenextrakt aus Melissenblättern (z. B. Lomaherpan Creme)

Schwere Krankheitsverläufe: systemische Behandlung mit oralen Virostatika, z. B. Aciclovir-Tabletten

- Bei ausgeprägten Beschwerden (starke Schmerzen): steroidhaltige Salbe (z. B. Volon A Salbe antibiotikafrei)
- Bei bakterieller Superinfektion (sehr selten): zusätzlich Antibiotikum, z. B. Tetracyclin

Rezidivierender Herpes orolabialis

- Aciclovir oral (z. B. Aciclovir-ratiopharm Filmtabletten)

Cheilitis simplex

- Fettstift
- Lichtschutz (Lippenschutzstift)
- Noxen meiden

Cheilitis actinica

- durch UV-Einstrahlung
- Akute Form:
  - Lichtschutz (Lippenschutzstift)
  - Bei stärkeren Beschwerden steroidhaltige Externa (z. B. Ecural Salbe)
- Chronische Form:
  - Leichte Ausprägung: pflegende Maßnahmen, Lippenschutzstift
  - Bei festhaftenden Keratosen: Therapie durch den Dermatologen

Cheilitis glandularis purulenta

- Antibiotikum, z. B. Cefuroxim oder Doxycyclin
- Bei bakteriellen Infektionen, vor allem der Oberlippe, mit erheblicher klinischer Ausprägung anfangs weiche Kost und Sprechverbot

Cheilitis angularis (Perlèche, Angulus infectiosus)

- Bei Kindern meistens Streptokokkeninfektion!
  - Antibiotische Lokaltherapie bei Kindern: Gentamicin (z. B. Gentamycin Salbe 0,1 %)
- Bei Erwachsenen meistens Candidainfektion!
  - Antimykotische Lokaltherapie bei Erwachsenen: Nystatin (z. B. Moronal Salbe)
- Bei ätiologischer Unsicherheit: Flumetason plus Clioquinol (z. B. Locacorten-Vioform Salbe)

Mundhöhle/Mundschleimhaut

Aktinomykose

- Mittel der Wahl bei zervikofazialer Aktinomykose: Amoxicillin plus Clavulansäure 3 × 2,2 g tgl. intravenös für 2–3 Wochen (z. B. Amoclav Hexal i. v. 2,2 g)
- Oder Piperacillin plus Tazobactam (z. B. Tazobac)
- Bei Penicillinallergie: Clindamycin (z. B. Clinda-saar) plus Tetracycline (z. B. Doxy-Hexal SF)
- Sorgfältige Mundhygiene

Angioödem

Histaminvermitteltes Angioödem

- Ätiologie: Allergie, idiopathisch, Intoleranz
- Antihistaminikum: Clemastin (z. B. Tavegil, 1–2 Ampullen i. v.)
- Glucocorticoide: Prednisolon 500–1.000 mg i. v., ggf. wiederholen (z. B. Solu-Decortin H)

Hereditäres Angioödem

- C1-INH-Konzentrat (Berinert P) 500–1.000 I. E. langsam i. v., ggf. wiederholen
- Intubations-, Tracheotomiebereitschaft
- Prophylaxe des hereditären Angioödems:
  Kurzzeitprophylaxe (Dermatologe, Internist!): Danazol 600 mg tgl. für 5 Tage oder 0,5–1 g Tranexamsäure (Cyklokapron) alle 4 Stunden für 3 Tage
- Intervalltherapie: initial 300–600 mg Danazol tgl., Erhaltungsdosis 100–200 mg tgl.

ACE-Hemmer-induziertes Angioödem

- Absetzen des ACE-Hemmers!
- Glucocorticoide: Prednisolon 500–1.000 mg i. v., ggf. wiederholen (z. B. Solu-Decortin H)
- Stets stationäre Behandlung!
- Stets Intubations- und Tracheotomiebereitschaft!
- Bei ausgeprägter Dyspnoe und/oder Zyanose: Sauerstoffgabe
- Sympathomimetikum: Epinephrin (z. B. InfectoKrupp Inhal Lösung zur Inhalation)

Herpangina

Mund- und Rachenspülungen
- Salbeitee
- Oder 3 %ige H₂O₂-Lösung

| Hydrogenium peroxydatum 3 %ig | 120,0 |
| Kamillosan | ad 150,0 |

S. 1 TL auf ein Glas Wasser zur Mundspülung

- oder Povidon-Jod (z. B. Betaisodona Mund-Antiseptikum)
► Antiphlogistikum
► Analgetikum
► Lokaltherapie: Touchieren der Schleimhautefloreszenzen mit Policresulen oder Silbernitratlösung (ggf. nach vorheriger Lokalanästhesie!)
► Schwere Verlaufsform: Aciclovir (z. B. Aciclovir AL Tabletten bzw. Aciclovir ratiopharm p. i. zur Infusionsbehandlung)

Herpes zoster der Mundhöhle

► Mundschleimhautpflege: z. B. Povidon-Jod (z. B. Betaisodona Mund-Antiseptikum Lösung) als lokale desinfizierende Maßnahme oder Vioform-Lotio

Vioform 1 %
Lotio alba aequ. NRF

► Analgetikum
► Virostatikum: Aciclovir (z. B. Aciclostad 400 mg bzw. 800 mg Tabletten)
► Bei schwerem Krankheitsverlauf: mitunter anfänglich parenterale Ernährung erforderlich

Lichen ruber mucosae

► Schleimhautbefall
► Wenige kleine Krankheitsherde:
  - Stomatologika: z. B. Dexpanthenol
  - oder Tormentill-Myrrhe-Tinktur

| Tinct. Tormentillae | 15,0 |
| Tinct. Myrrhae | ad 30,0 |

S. Adstringens bei Stomatitis (1–3 × tgl. betroffene Stellen einpinseln oder 2–3 × tgl. mit einer Verdünnung 10–20 Tropfen auf ein Glas Wasser gurgeln)

► Großflächige, nichterosive Herde:
  - Vitamin-A-Säure-Lösung oder -Gel

| Vit.-A-Säure | 0,03 |
| Stomahesive Haftpaste | ad 60,0 |

S. 0,05 % Vit. A-Säure-Haftcreme (Mehrfach täglich auf befallene Schleimhautbezirke mit z. B. weicher Zahnbürste auftragen)

- Entzündliche, erosive Herde mit erheblichem subjektivem Leidensdruck:
  - Lokaltherapie mit Glucocorticoid

> Betamethasonvalerat 0,1
> Stomahesive Haftpaste ad 100,0
> S. Betamethason-Mundgel (2 × tgl. dünn mit z. B. weicher Zahnbürste auftragen)

- Behandlung mit Dermatologen abstimmen

Morbus Behçet

- Gemeinsame Behandlung mit Internist und Dermatologe
- HNO-Bereich: Aphthen
  - Dexpanthenol-Lösung
  - Kamille-Lösung
  - 2%ige Pyoktanin-Lösung
  - Bei erheblichen Beschwerden: Cloprednol (Syntestan Tabletten) in 5 ml physiologischer Natriumchloridlösung auflösen, 3–5 min im Mund belassen und anschließend ausspeien
  - Ggf. Glucocorticoide
  - Ggf. Immunsuppressiva (Cyclosporin)
  - Ggf. Colchicin

Mundbodenphlegmone

- Hochdosierte parenterale antibiotische Therapie: Aminopenicillin plus Beta-lactamaseinhibitor (z. B. Unacid) oder Clindamycin (z. B. Clinda-saar)
- Antiphlogistikum
- Analgetikum
- Mundhygiene
- Anfänglich parenterale Ernährung

Mundgeruch (Halitosis)

- Versuch einer medikamentösen Therapie nur, wenn anderweitig behandelbare Ursachen ausgeschlossen („idiopathischer" Mundgeruch)
- Mundhygiene
- Reichlich trinken
- Chlorophyllin-Kupfer-Präparat (z. B. Stozzon Chlorophyll-Dragees gegen Mund- und Körpergeruch, 1–3 Dragees tgl.)
- Oder Kombination von Inhaltsstoffen aus Süßmolke plus Mineralstoffen, z. B. Floracit-Pastillen (Floracit Gummetten)

Ranula

- Medikamentöse Therapie nur bei Superinfektion: Antibiotikum, z. B. Ampicillin plus Sulbactam oder Clindamycin
- Antiphlogistikum: z. B. Diclofenac

Erkrankungen der Mundhöhle und des Pharynx

Soor

- Mundhygiene!
- Unterstützend Mundschleimhautpflege mit z. B. Kamillosan, Povidon-Jod (z. B. Betaisodona Mund-Antiseptikum Lösung) oder Dexpanthenol-Lösung
- Lokale antimykotische Therapie:
  - Amphotericin B (z. B. Ampho-Moronal Suspension oder Lutschtabletten)
  - Kinder: Miconazol-Mundgel (z. B. Daktar Mundgel)
  - Patienten stets darauf hinweisen, die Suspension möglichst lange im Mund zu halten!

> **Nota bene**
> Bei Patienten mit Speichelmangel keine Lutschtabletten (Flüssig- oder Gel-Präparate)

- Ggf. Touchieren der Pilzbeläge mit 0,5 %iger wässriger Pyoktanin-Lösung
- Schwerer Krankheitsverlauf: systemisches Antimykotikum, z. B. Fluconazol (Diflucan)
- Ggf. begleitende internistische Therapie (insbesondere bei immuninkompetenten Patienten)
- Falls Zahnprothesenträger: Prothesenhygiene, Einpinseln der Zahnprothese einmal pro Woche (z. B. Dumicoat Prothesenlack)

Stomatitis aphthosa

- Reizfreie Kost
- Analgetikum, z. B. Metamizol (z. B. Novalgin Tropfen)
- Mundspülungen: Salbeitee oder Dexpanthenol-Lösung
- Cetylpyridiniumchlorid (z. B. Dolo-Dobendan Lutschpastillen)
- Betupfen der Aphthen mit Policresulen (Albothyl Konzentrat), 10 %iger Silbernitratlösung oder 2 %iger Pyoktanin-Lösung
- Bei erheblichen Beschwerden: steroidhaltige Haftsalbe (z. B. Dontisolon D Mundheilpaste)
- Insbesondere bei Kindern mit schmerzhaften Aphthen vor den Mahlzeiten Gel mit Lokalanästhetikum

Scandicain 1 %	5 ml
Mulgatol-Gel	62,5
Aqua dest.	62,5
S. Jeweils vor den Mahlzeiten (kühl aufbewahren)	

- Bei Erwachsenen: Ratanhia-Myrrhe-Adstringens

Tinct. Ratanhiae	15,0
Tinct. Myrrhae	15,0
S. Adstringens bei Stomatitis (1–3 × tgl. einpinseln oder 2–3 × tgl. mit einer Verdünnung von 10–20 Tropfen auf ein Glas Wasser gurgeln)	

- Bei besonders tiefen und schmerzhaften Aphthen ggf. intrafokale Infiltration mit Triamcinolon Kristallsuspension (0,1–0,5 ml pro Läsion)
- Homöopathische Medikation (falls vom Patienten gewünscht): Acidum nitricum D12 (3 × 3 Globuli, auch für Kinder)

Rezidivierender Krankheitsverlauf

- Keine kausale Therapie
- Steroidhaltige Spüllösung mit anästhesierendem Effekt

Clobetasol-17prop. 0,10
Lidocain 2,0
Nystatin 0,03
Muc Hydroxyethyl-cellulose 1,25 %
Sorbinsäure 0,2 %
Aqua pur. ad 2,0
S. 4 × tgl. 1 Teelöffel unverdünnt zum Spülen (etwa 1min im Mund behalten, verteilen, dann ausspeien; 3 × nach Mahlzeiten und 1 × vor dem Zubettgehen)

Nota bene
Möglichst frühzeitige Applikation bei ersten Beschwerden, dann oft rasche Abheilung

- Oder Polidocanol-Salbe (z. B. Recessan Salbe)
- Ggf. Anwendung eines Filmbildners (rein physikalisch-protektive Wirkung): Simeticon (z. B. Simethicon-ratiopharm Kautabletten)

Stomatogingivitis herpetica

- Mundschleimhautpflege
- Weiche Kost, ggf. anfänglich bei ausgeprägten Befunden parenterale Ernährung
- Virostatikum: Aciclovir, auch für Kinder (z. B. tgl. 5 × 15 mg/kg KG)
- Ggf. Analgetikum
- Ggf. vor den Mahlzeiten wegen anästhesierender Wirkung: Benzocain-Lösung (z. B. Subcutin N Lösung)
- Bei entsprechenden Schmerzen vor den Mahlzeiten bei Kindern: Gel mit Lokalanästhetikum

Scandicain 1 % 5 ml
Mulgatol-Gel 62,5
Aqua dest. 62,5
S. Jeweils vor den Mahlzeiten (kühl aufbewahren)

- Lokale Behandlung: Pinselung mit 2 %iger Pyoktanin-Lösung
- Bei Verdacht auf bakterielle Superinfektion: Antibiotikum

Stomatogingivitis ulcerosa

- Mundschleimhautpflege: z. B. Salbeitee
- Pinselung mit z. B. 2 %iger Pyoktanin-Lösung
- Ggf. weiche Kost, bei ausgeprägten Befunden anfänglich parenterale Ernährung
- Reichlich trinken
- Antibiotikum: z. B. Clindamycin oder Tetracyclin
- Pflanzliches Präparat: Summe aus Berberin und Hydrastin (z. B. Gingivitol N Lösung, mehrfach täglich unverdünnt mit beigefügtem Applikator oder Wattestäbchen auf Schleimhautläsionen auftragen)

Erkrankungen der Mundhöhle und des Pharynx

- Bei erheblichen subjektiven Beschwerden: zusätzlich steroidhaltige Haftsalbe auf Gingiva (z. B. Dontisolon D Mundheilpaste)
- Nach Abklingen der Beschwerden ggf. zahnärztliche Therapie mit Zahnsanierung

Strahleninduzierte orale Mukositis

- Sorgfältige Mundhygiene
- Salbeitee
- Dexpanthenol-Lösung
- Entzündungshemmendes, lokal anästhesierendes und antiseptisches Antiphlogistikum, z. B. Benzydamin (Tantum Verde Lösung)
- Anästhesierende und antientzündliche Mundpflegelösung

Pantocain	2,0
Hydrocortisonacetat	1,0
1,2-Propylenglykol	30,0
Azulon liquidum	4,0
Panthenol 5 %	40,0
Blendamed fluid	8,0
Aqua dest.	200,0

- Oder Nip-Nip-Lösung

Prednisolon Hemisuccinat	2,5
Aquaconservans	150,0
Adulsion C 600	2,8
Adulsion MH.300	1,2
Ol. olivarum	100,0
Aqua dest.	250,0
DS. Nip-Nip-Lösung (mehrfach täglich Mundspülungen)	

- Offene Schleimhautstellen: Betupfen mit Pyoktanin-Lösung 2 %
- Falls stark schmerzhaft: Kombinationspräparat von Oxetacain, Aluminium- und Magnesiumhydroxid (Tepilta Suspension)
- Umschriebene Schmerzen: Lokalanästhetikum auf betroffene Stellen, z. B. Lidocain (Xylocain Viscös 2 %)
- Falls Patient Zahnprothesenträger: regelmäßig mit Wasser abspülen, Reinigung mit z. B. Hexetidin (Hexoral Lösung).
- Pilzinfektion: Antimykotikum lokal, z. B. Nystatin (in schweren Fällen systemisch Fluconazol)

Mundhöhle

Gaumen

Klonus der Gaumenmuskulatur

- Selten, oft einseitig
- Injektion von Botulinumtoxin A (z. B. Botox) in Region des M. veli palatini

Oromandibuläre Dystonien

- Sehr selten
- Injektion von Botulinumtoxin A (z. B. Botox) in entsprechende Muskulatur, (z. B. Mundboden-, Kaumuskulatur, extrinsische Zungenmuskulatur)

Pfählungsverletzung des Gaumens

- Tetanusschutz überprüfen!
- Oberflächliche umschriebene Verletzungen:
  - Mundspülungen mit Dexpanthenol-Lösung oder Povidon-Jod-Lösung (z. B. Betaisodona Mund-Antiseptikum)
- Tiefe oder ausgedehnte Verletzungen:
  - Begleitend zur Operation: Antibiotikum, z. B. Amoxicillin plus Clavulansäure oder Clindamycin
  - Ggf. anfangs flüssige oder passierte Kost

Fibrome und Druckstellen durch Zahnprothesen

- Ggf. zahnärztliche Korrektur einer Zahnprothese
- Lokaltherapie:
  - Anästhesierendes Mundgel, z. B. Lidocain (Dynexan Mundgel)
  - Oder Cortisonhaltige Paste, z. B. Prednisolonacetat (Dontisolon D Mundheilpaste)
  - Oder Adstringierendes Mundschleimhaut-Gel

Rhabarber Extrakt	1,0
Salicylsäure	0,2
Ethanol	6,0
Carboxymethyl-cellulose-Na	1,6
Aqua purif.	ad 20,0
S. Adstringierendes Mundschleimhaut-Gel	

- Allergische Stomatitis:
  - Zum Beispiel kontaktallergische Reaktion der Mundschleimhaut auf Prothesenkunststoff oder Haftpaste für Prothesen o. ä.
  - Meiden des auslösenden Allergens
  - Cortisonhaltige Paste, z. B. Prednisolonacetat (Dontisolon D Mundheilpaste)

Erkrankungen der Mundhöhle und des Pharynx

Zunge

Zungenabszess

- Begleitend zur Operation (Inzision) antibiotische Behandlung: Aminopenicillin plus Betalactamaseinhibitor oder Clindamycin

Geschmacksstörungen

- Diagnostik!
  - Ggf. Absetzen von Arzneimitteln
  - Ggf. Therapie einer Grunderkrankung
- Behandlungsversuch:
  - Zink (z. B. Zinkorotat POS Tabletten, 3 × tgl. 1 Tablette über mehrere Wochen)
  - Falls erfolglos: Glucocorticoide, z. B. Prednisolon, Tag 1–3 50 mg p. o., dann schrittweise reduzieren (z. B. Decortin H Tabletten)

Glossitis allergica

- Blander Krankheitsverlauf: Antihistaminikum, z. B. Clemastin (Tavegil)
- Massive Schwellung, drohende Komplikationen:
  - Glucocorticoide, z. B. Prednisolon 500 mg i. v. (z. B. Solu-Decortin H)
  - Plus Antihistaminikum, z. B. Tavegil plus Cimetidin je 1 Ampulle i. v. (z. B. Cime HEXAL injekt)
  - ggf. befundabhängig 2. Gabe
- Bei angioneurotischem Ödem: s. dort (Seite 55)

Glossitis/Zungenbrennen (Glossodynie)

- Ursachenabklärung und, falls möglich, gezielte Ausschaltung der auslösenden Ursache
- Ggf. Zahnsanierung
- Bei nicht erkennbarer Ursache Vermeidung von Schleimhautreizungen:
  - Nikotinverbot
  - Keine scharfgewürzten und heißen Speisen
  - Keine hochprozentigen alkoholischen Getränke
- Mundschleimhautpflege mit möglichst milden Mitteln:
  - Kamillen- oder Salbeitee
  - Oder Dexpanthenol-Lösung
  - Oder Tormentill-Myrrhe-Tinktur

Tinct. Tormentillae	15,0
Tinct. Myrrhae	ad 30,0

S. Adstringens bei Stomatitis (1–3 × tgl. betroffene Stellen einpinseln oder 2–3 × tgl. mit einer Verdünnung 10–20 Tropfen auf ein Glas Wasser gurgeln)

- Falls umschriebene Zungenschleimhautbezirke vom Patienten angegeben werden:
  - Prednisolonacetat 3 × tgl. nach Mahlzeiten auftragen (z. B. Dontisolon D Mundheilpaste)
  - Oder Kombinationspräparat aus Lidocain und Auszug aus Kamillenblüten (z. B. Kamistad-Gel N)
- Falls auffallend prominente Papillen und entsprechende Symptome: gezieltes Touchieren mit Policresulen oder Silbernitrat Lösung
- Schwerste Fälle von Zungenbrennen: Therapieversuch mit α-Liponsäure (z. B. duralipon 600 mg, 1 × 1 Filmtablette tgl.)
- Bakteriell bedingte Glossitis (z. B. nach Verletzung): antibiotische Therapie mit Phenoxymethylpenicillin (z. B. Infectocillin) oder bei Penicillinallergie Clindamycin für 5–7 Tage
- Keine Therapie erforderlich bei: Glossitis rhombica mediana, Lingua plicata, Exfoliatio areata linguae

Nota bene
Zungenbrennen mitunter Symptom einer larvierten Depression!

Glossopharyngeusneuralgie

- Tumorausschluss und neurologisches Konsil!
- Bei unbekannter Ursache: Behandlungsversuch durch lokale Schleimhautanästhesie mit Bupivacain (z. B. Carbostesin Injektionslösung)
- Bei unzureichender Wirkung der lokalen Therapie, insbesondere bei einschießenden Schmerzen:
  - Carbamazepin 400–600 mg tgl. (Tegretal)
  - Oder Phenytoin 300 mg tgl. (Phenhydan Tabletten)

Verätzungen und Verbrühungen der Mundhöhle und/oder des Pharynx

- Eiswürfel lutschen oder reichlich kaltes Wasser trinken lassen!
- Spülungen mit Salbeitee, Kamillentee oder Dexpanthenol (z. B. Bepanthen Lösung)
- Zur Schmerzbekämpfung in den ersten Tagen:
  - Benzocain-Lutschtabletten (z. B. Anaesthesin Pastillen)
  - Oder Cetylpyridiniumchlorid plus Benzocain (z. B. Dolo-Dobendan)
  - Oder Hexamidindiisetionat (z. B. Laryngomedin N Lösung, erst ab 3. Lebensjahr)
  - Ggf. Analgetikum, z. B. Paracetamol
- Ggf. anfänglich parenterale Ernährung
- Bei ausgeprägten Verätzungen: sofortige systemische Glucocorticoidgabe, z. B. Prednisolon (Solu-Decortin H), anfänglich 100 mg/Tag i. v. für 7 Tage, dann schrittweise reduzieren
- Bei bakterieller Superinfektion: Antibiotikum, z. B. Phenoxymethylpencillin (z. B. Infectocillin)

Nasopharynx

Adenoide Vegetationen

▶ Versuch einer medikamentösen Therapie nur bei Ablehnung einer Adenotomie oder bei Kontraindikationen zur Operation:
— Topisches Steroid für 14 Tage (z. B. Rhinisan Nasenspray)

Cave
Ausführliches Gespräch mit Eltern (Off-Label-Use), Anwendungsbeschränkung bei Kindern beachten!

— Oder Trockenextrakt aus Sonnenhutwurzel (z. B. Lymphozil pro Tabletten)
— Oder pflanzliches Immunstimulans (z. B. Esberitox N Lösung oder Tabletten)

Nota bene
Behandlungsergebnisse bescheiden!

Epipharyngitis (Nasopharyngitis)

▶ Applikation traubenzuckerhaltiger Salbe über die Nase

Dextropur. pulv.	5,0
Mentholi	0,1
Lanolin	3,0
Paraff. liquid.	ad 50,0
S. Nasensalbe	

▶ Inhalationen (durch Nase) mit z. B. Salzlösungen
▶ Oder 2 × wöchentliche Pinselung mit Mandl'scher-Lösung

Jod. pur.	0,25
Kalium jod.	1,5
Glyzerini	18,0

Cave
Jodallergie!

▶ Oder Touchieren der Schleimhäute (z. B. mittels Kehlkopf-Watteträgern) mit Policresulen (Albothyl Konzentrat)

Bursa pharyngea

▶ Medikamentöser Therapieversuch, wenn keine Operation erwünscht
▶ Touchieren der Schleimhauttasche unter endoskopischer Kontrolle mit Policresulen (Albothyl Konzentrat) oder Silbernitratlösung (z. B. 20%ige Lösung)

Oropharynx

Akute Pharyngitis

- Rauchverbot
- Meiden heißer, saurer und scharfer Speisen
- Antiphlogistikum
  - Bei Erwachsenen: Diclofenac (z. B. Diclofenac-ratiopharm)
  - Bei Kindern: Phytotherapeutikum (z. B. Contramutan N Saft oder Tropfen, z. B. Kleinkinder 1–6 Jahren 6 × tgl. je 3–5 Tropfen)
- Mund-Rachen-Schleimhautpflege: z. B. Salbeitee oder Dexpanthenol
- Schmerzstillendes Antiseptikum: z. B. Cetylpyridiniumchlorid plus Benzocain (Dolo-Dobendan)
- Bei Reizhusten: Clobutinol (z. B. Silomat gegen Reizhusten Saft)
- Systemisches Antibiotikum nur bei bakterieller Superinfektion und fieberhaftem Verlauf: z. B. Phenoxymethylpenicillin (z. B. Megacillin oral Filmtabletten)
  - Bei Penicillinallergie: Makrolid, z. B. Erythromycin (z. B. Erybeta Filmtabletten)

Nota bene
Keine lokal wirksamen Antibiotika!

Chronische Pharyngitis

- Vermeidung bestimmter Noxen: Staub (z. B. Mundschutz am Arbeitsplatz), Chemikalien, Tabakrauch
- Reichliche Flüssigkeitszufuhr
- Anfänglich oder bei leichteren Beschwerden:
  - Spülungen der Mundhöhle und des Rachens mit Dexpanthenol-Lösung (Bepanthen Lösung, 2–3 × tgl.) oder Salbeitee oder Kamillentee
  - Mehrfach tägliches Lutschen von Emser-Pastillen oder Salbei-Bonbons oder Lichen islandicus (Isla-Moos Pastillen)
- Bei ausgeprägter Pharyngitis sicca:
  - Spülungen der Mundhöhle und des Rachens mit hypertonen Salz- und Glukoselösungen
- Bei stärkeren und lang anhaltenden Beschwerden:
  - Pinselung der Schleimhäute der Rachenhinterwand und der Rachenseitenwände: z. B. 2 × wöchentlich mit Mandl'scher-Lösung

Jod. pur.	0,25
Kalium jod.	1,5
Glyzerini	18,0

Cave
Jodallergie!

  - Oder umschriebenes Ätzen der erkrankten Schleimhautareale mit z. B. 3%iger Silbernitratlösung

Erkrankungen der Mundhöhle und des Pharynx

▸ Bewährte magistrale Rezepturen bei Pharyngitis sicca:
  — Lösung aus Ätherischöldrogen

Liquor. Ammon. anisati	10,0
Sir. foeniculi	50,0
Aqua dest.	ad 200,0
S. Gurgelwasser (mehrfach täglich gurgeln und spülen)	

  — Oder Lösung aus Schleimdrogen

Dec. Lichen islandicus	20,0: 180,0
Sirupus Althaeae	ad 200,0
D. S. 3 × tgl. 1 Esslöffel	

  — Oder Mixtura solvens cum Kalio iodato

Kalium jodatum	
Ammon. chlorat.	
Succ. liquirit. depurat.	aa 2,5
Solut. conserv.	ad 100,0
P = 200,0	
D. 3 × 1 Esslöffel tgl. (für einen Zeitraum von etwa 6 Tagen)	

▸ Bei sehr zähem Sekret: Tyloxapol

Tacholiquin 1 %ig	2,0
Aqua dest.	ad 20,0
M. f. Sol.	
S. 2 –3 × tgl. 1ml aufsprühen	

▸ Bei chronisch-hyperplastischer Pharyngitis: Myrrhe-Ratanhia-Tinktur

Tinct. Myrrhae	
Tinct. Ratanhiae	aa 10,0
Mentholi	2,0
Spirit. dilut.	ad 50,0
D. 20 Tropfen auf 1 Glas Wasser zum Gurgeln	

  — Oder Tormentilltinktur

Tinct. Tormentillae	
Tinct. Arnicae	aa 20,0
S. 1 Teelöffel auf 1 Glas Wasser zum Spülen	

  — Oder Trypaflavin-Lösung 5 %

Acriflaviniumchlorid	2,5
Aqua dest.	ad 50,0
S. 1 × tgl. Pinselung der Rachenhinterwand für 6–8 Tage	

▸ **Ultima Ratio**, insbesondere bei chronisch-hyperplastischer Pharyngitis, Therapieversuch mit sogenannter Cortison-Sprühtherapie nach Breuninger:
  — Dexamethason-Ampullen 4 mg in 25 ml isotonischer Natriumchloridlösung als Spray auf erkrankte Schleimhautareale aufsprühen

Oropharynx

- Neuraltherapie (bei Erfolglosigkeit der o.g. Lokalbehandlung):
  - Behandlungsversuch mit z.B. Lidocain-Injektionen in beide Seitenstränge: Tag 1, Tag 2 und Tag 10 je 0,2 ml Lidocain 1% ohne Zusatz (z.B. Xylocain 1%)
- Sogenannte biologische Langzeittherapie:
  - Pflanzliche Immunstimulanzien (z.B. Esberitox N Lösung oder Lymphozil pro Tabletten)
- Bei trotz aller konservativer Therapie erfolglosem Verlauf: ggf. Klimawechsel (z.B. feuchtes Reizklima)

Akute Tonsillitis

- Anfänglich Bettruhe
- Analgetikum/Antiphlogistikum: z.B. Novaminsulfon, Paracetamol oder Diclofenac
- Anfangs ggf. weiche Kost
- Systemisches Antibiotikum: Oral-Pencillin für 10 Tage, z.B. Phenoxymethylpenicillin
  - Kinder: 100.000 I.E./kg KG pro Tag (maximal 2 Mio.) in 2–3 Einzelgaben
  - Erwachsene: 3–4,5 Mio. I.E. pro Tag
  - Bei Penicillinallergie: Makrolid, z.B. Clarithromycin (Kinder: 15 mg/kg KG in 2 Dosen; Erwachsene: 0,5–1 g in 2 Dosen) oder Clindamycin
  - Therapieversager:
    orale Cephalosporine, z.B. Cefadroxil (Grüncef, 50 mg/kg KG pro Tag in 1–2 Dosen für Kinder, 2–4 g pro Tag in 2 Dosen für Jugendliche und Erwachsene)
- Gleiche Therapieempfehlungen für Patienten mit Scharlach und für Patienten mit Angina lateralis (Seitenstrangangina)

Nota bene
Keine lokale antibiotische Therapie!

- Rezidivprophylaxe bei rheumatischem Fieber:
  - Oral-Penicillin: 2 × 200.000 I.E. tgl. oder Benzylpenicillin-Benzathin 1.2 Mio. I.E. i.m. alle vier Wochen
  - Bei Penicillinallergie: Makrolid, z.B. Erythromycin

Chronische Tonsillitis

- Konservative Therapie nur bei Kontraindikationen zur Tonsillektomie oder bei Ablehnung der empfohlenen Operation
- Geringe lokale Beschwerden:
  - Absaugen der Tonsillen mit Tonsillensauger
  - Pinselung der Tonsillen, z.B. mit Scheckscher Lösung
  - Trockenextrakt aus Sonnenhutwurzel (z.B. Lymphozil Pro Tabletten)
  - Therapieversuch mit Oral-Penicillin über vier Wochen (z.B. P-Mega-Tablinen)

Nota bene
Nur geringe Erfolgsaussichten einer konservativen Therapie!

Erkrankungen der Mundhöhle und des Pharynx

Tonsillenhyperplasie

- Medikamentöse Therapie nicht sinnvoll!
- Lediglich bei Kontraindikationen zur Operation (z. B. Hämophilie oder bei Ablehnung der Tonsillektomie durch den Patienten) Versuch einer medikamentösen Behandlung:
    - Homöopathisches Kombinationspräparat (z. B. Lymphomyosot N Tropfen)
    - Oder pflanzliches Immunstimulanz (z. B. Esberitox N Lösung)

Nota bene
Erfahrungsgemäß nur sehr selten Rückbildung vergrößerter Gaumenmandeln!

Angina Plaut-Vincenti

- Leichter klinischer Verlauf (häufig):
    - Reine Lokaltherapie, z. B. Silbernitratlösung 10 %
    - Oder Chromsäure 5 %
    - Oder Pyoktanin-Lösung zum Touchieren des Krankheitsherdes
- Ausgeprägte klinische Symptome:
    - Oral-Penicillin
    - Oder Makrolid
- Mundschleimhautpflege, z. B. Spülungen mit Dexpanthenol oder Povidon-Jod

Diphtherie

- Sofortige stationäre Klinikaufnahme bei Verdacht oder Nachweis einer Diphtherie!
- Diphtherie-Antiserum:
    - Mögliche anaphylaktische Reaktionen beachten!
    - Vorherige Testung einer Serumverdünnung: 0,1 ml 1:10 verdünnt intrakutan, danach: Antitoxin einmalig i. v.
- Antibiotische Therapie:
    - Penicillin initial i. v. 3 × 2 Mio. I. E.
    - Bei Penicillinallergie: Erythromycin für 2 Wochen
- Mundpflege
- Ggf. anfänglich parenterale Ernährung
- Bettruhe
- Gemeinsame Behandlung mit Internisten
- Kontaktpersonen: Erythromycin für 7 Tage

Peritonsillarabszess

- Begleitend zur Abszessinzision oder zur Abszesstonsillektomie systemische antibiotische Therapie:
    - Amoxicillin plus Clavulansäure oder Cefuroxim oder Clindamycin (für 8–10 Tage)
    - Sollte nach Erhalt eines Erregernachweises eine schmalere Therapie als o. g. Behandlung möglich sein, sollte die antibiotische Therapie sofort umgestellt werden

- Analgetikum, ggf. Antiphlogistikum
- Mundpflege
- Zumindest anfänglich weiche Kost

Retropharyngealabszess

- Begleitend zur Operation systemische antibiotische Behandlung
- „Heißer" Abszess:
  - Kombinationsbehandlung aus Piperacillin (z. B. Piperacillin Hexal), Tobramycin (z. B. Gernebcin) plus anaerobierwirksames Antibiotikum wie Metronidazol (z. B. Metronidazol Fresenius) bis zum Erregernachweis, danach ggf. gezielte antibiotische Therapie nach Resistogramm
- „Kalter" Abszess:
  - Antituberkulotika (gemeinsam mit Internisten)

Tonsillogene Sepsis

- Medikamentöse Therapie nur begleitend zur Operation!
- Bis zum möglichen Eintreffen des Erregernachweises Kombination aus: z. B. Cephalosporin der dritten Generation (z. B. Claforan) plus Aminoglykosid (z. B. Refobacin) plus Metronidazol (z. B. Metronidazol Fresenius)
- Stets Oto- und Nephrotoxizität der Aminoglykosidantibiotika beachten!
- Analgetikum
- Antiphlogistikum
- Parenterale Ernährung

Mononucleosis infectiosa

- Keine antivirale Behandlung bekannt
- Bettruhe, weiche Kost
- Mundschleimhautpflege, z. B. Dexpanthenol oder Hexetidin (z. B. Hexoral Lösung)
- Analgetikum
- Antipyretikum
- Internistische Mitbehandlung
- Ggf. abschwellende Nasentropfen bei nasaler Obstruktion

Nota bene
Antibiotische Therapie nicht indiziert, falls zur „Verhütung einer Superinfektion" Antibiotikum verordnet wird, kein Ampicillin wegen häufigen Exanthems!

- Bei massiver Tonsillenhypertrophie mit Dyspnoe (falls Tonsillektomie nicht gewünscht wird): Steroide, z. B. Jugendliche und Erwachsene Prednisolon 100–150 mg i. v. tgl.
- Falls erwünscht homöopathische Therapie: Kalium jodatum D3 3 × 10 Tropfen tgl.

Erkrankungen der Mundhöhle und des Pharynx

- Bei externem Juckreiz: 3% Polidocanol-Lotio

Polidocanol	3,0
Lotio alba	ad 100,0
S. 3% Polidocanol-Lotio (1–2 × tgl. auftragen)	

Schnarchen

- Bei Übergewicht: Gewichtsreduktion, ggf. diätetische Beratung, kein abendlicher Alkoholgenuss
- Schlafhygiene
- Orale und nasale apparative Hilfsmittel
- Medikamentöser Therapieversuch allenfalls auf ausdrücklichen Wunsch des Patienten: Rachenspray (z.B. snoreeze): ätherische Öle, Vitamine (Retard-Effekt durch Mikroverkapselung in Liposomen)
- Obstruktives Schnarchen: CPAP (Continuous Positive Airway Pressure), nasale nächtliche Beatmung

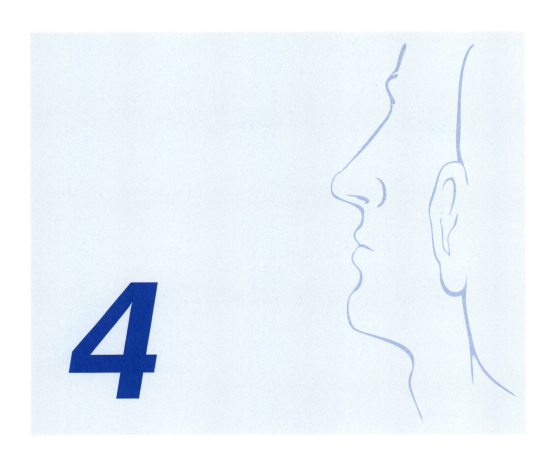

4 Erkrankungen der Speicheldrüsen

Erkrankungen der Speicheldrüsen

Akute purulente Sialadenitis

- Mund- und Zahnpflege, z. B. Spülungen nach folgender Rezeptur:

Extr. Chamomill. Fluid	20,0
S. 20 Tropfen	

- Flüssigkeitszufuhr
- Betroffene Drüse ausmassieren
- Antiphlogistikum: z. B. Diclofenac
- Systemische antibiotische, staphylokokkenwirksame Therapie, befundabhängig parenteral oder oral, z. B. Cefuroxim, Clindamycin, Amoxicillin-Clavulansäure
- Anregung der Speichelsekretion: z. B. mit Zitronenscheiben, Kaugummi oder Pilocarpinlösung

Pilocarp. hydrochloric.	0,2
Aqua dest.	ad 20,0
S. 3 × tgl. 10 Tropfen auf ein Glas Wasser	

Chronisch-rezidivierende Parotitis

- Im Falle eines Entzündungsschubes: staphylokokkenwirksames Antibiotikum
- Mundhygiene (z. B. Spülungen mit Dexpanthenollösung oder Povidon-Jod-Lösung)
- Antiphlogistikum: z. B. Diclofenac
- Ausmassieren der Drüsen
- Anregung der Speichelsekretion durch Sialagoga: z. B. Zitrone
- Trinkmenge!
- Bei längerfristiger Krankheitsdauer zum Zeitpunkt nicht akut-entzündlicher Veränderung: Aprotinin-Infusionstherapie (Trasylol) über 36 Stunden
- Homöopathischer Therapieversuch mit Mercurius solubilis D12, 3 × tgl. 1 Tabl.

Parotitis epidemica (Mumps)

- Prophylaxe: Impfung!
- Es existiert keine antivirale Therapie!
- Symptomatisch: Mundhygiene, Antiphlogistikum, ggf. Analgetikum
- Bei schweren Komplikationen (Orchitis, Mumpsenzephalitis): ggf. Glucocorticoide

Speichelfistel

Parotisfistel posttraumatisch oder postoperativ

Medikamentöse Unterdrückung der Speichelsekretion: Botulinumtoxin A (z. B. Botox)

Nota bene
Botulinumtoxin A hier als „Off-Label-Use"!

Ultima Ratio bei hartnäckigen Fällen: Bestrahlung, Somatostatinanalogon

Erkrankungen der Speicheldrüsen

Sialolithiasis

- Konservative Therapie in der Regel nur begleitend!
- Ausmassieren der Drüse
- Dilatation der Papille
- Sialagoga, z. B. Zitrone
- Antiphlogistikum
- Bei bakterieller Superinfektion: staphylokokkenwirksames Antibiotikum

Sialadenose

- Grundkrankheit: interdisziplinäre Abklärung!
- Falls medikamentenbedingt (z. B. Antihypertensivum) ggf. Medikamentenwechsel
- Symptomatisch: Kalium jodatum D4, 3 × tgl. 10 Tropfen
- Je nach klinischer Symptomatik ggf. Pilocarpin

Pilocarpin. hydrochlor.	0,2
Aqua dest.	ad 20,0
M. f. Sol.	
S. 3 × tgl. 10 Tropfen auf ein Stück Zucker	

- **Ultima Ratio**: Glucocorticoide

Frey-Syndrom (gustatorisches Schwitzen)

- Vor dem Essen:
  - Scopolaminsalbe

Scopolamini hydrobromici	5,0
Eucerini cum aqua	ad 100,0
S. 5%ige Scopolaminsalbe (hauchdünn auftragen!)	

- Nach dem Essen:
  - Aluminiumtrichloridlösung

Aluminiumtrichloridlösung	15%
in Methylcellulose-Schleim	2%
Tylose MH 300	1,0 g
AlCl$_3$ × 6 H$_2$O	7,5 g
Aqua dest.	ad 50,0 g
S. Nach den Mahlzeiten dünn auftragen oder abends nach dem Essen für ca. 3 Stunden belassen.	

  - Alternative Aluminiumchloridrezeptur

Aluminiumchlorid-Hexahydrat	26,7
Hydroxyethylcellulose 400	6,7
Aqua purif.	ad 100,0
S. schweißhemmendes Gel bei Hyperhidrosis, 1 × tgl. abends auftragen, später bei Bedarf	

- Bei therapieresistenten Fällen: intrakutane Injektion von Botulinumtoxin Typ A
- Bei leichteren Fällen: ggf. Therapie mit 2%iger Glycopyrrolatsalbe

Erkrankungen der Speicheldrüsen

Sialopenie/Xerostomie

- Grundkrankheit!
- Falls medikamentenbedingt ggf. Medikamentenwechsel
- Symptomatische Therapie: Mundhygiene, ggf. Mundspülungen
- Flüssigkeitszufuhr
- Sialagoga: Zitronenscheiben, saure Bonbons, Kaugummi oder Pilocarpinlösung

Pilocarpin. hydrochlor. 0,2
Aqua dest. ad 20,0
M. f. Sol.
S. 3 × tgl. 10 Tropfen auf Stück Zucker

- Synthetisches Speichel-Aerosol (z. B. Glandosane Spraylösung, auch aromatisiert)
- Tormentilltinktur

Tinct. Tormentillae 20,0
S. 1 Teelöffel auf 1 Glas Wasser, mehrmals täglich spülen

- Glycerin-Wasser

Glycerin 10,0
Aqua purific. ad 100,0
S. Bei Bedarf mehrmals täglich Mundspülungen

- Feuchtigkeitsgel zur Pflege des trockenen Mundes (z. B. aldiamed Mundgel)
- Bei therapieresistenten Fällen z. B. über internationale Apotheke: optimoist (nach H. Maier, Ulm: „Bester Speichelersatz")

Radiogene Xerostomie

- Salbeitee
- Dexpanthenol (z. B. Bepanthen Lösung)
- Ernährungsumstellung
- Speichelersatzflüssigkeit auf pflanzlicher und mineralischer Basis (z. B. Saseem Mundspray)
- Mundspülung mit Pilocarpin-Augentropfen (z. B. Pilomann 1 % EDO Augentropfen, 3 × tgl. 4 Tropfen in 1 Glas Wasser zur Mundspülung)
- Pilocarpin-Tabletten (z. B. Salagen Filmtabletten, 3 × tgl. 1 Tablette, Preis!)
- Sucralfat (Ulcogant Suspension)
- Gewisse protektive Wirkung während Radiatio: Amifostin (Ethyol), z. B. vor Strahlentherapie 200 mg/m² KO pro Fraktion von 2 Gy als dreiminütige intravenöse Infusionstherapie (Preis!)
- Xerostomie bei noch vorhandener Restfunktion der Speicheldrüsen: ggf. Behandlungsversuch mit Akupunktur

Sjögren-Syndrom

- Symptomatisch: viel trinken
- Zuckerfreier Kaugummi
- Isla-Moos Pastillen
- Mund- und Zahnhygiene
- Keine Diuretika, Antihypertensiva, Antidepressiva!
- Abhängig vom Leidensdruck und klinischer Ausprägung: Pilocarpinlösung

Pilocarpin. hydrochlor.	0,2
Aqua dest.	ad 20,0
M. f. Sol.	
S. 3 × tgl. 10 Tropfen auf Stück Zucker	

- Bromhexin hochdosiert 48 mg tgl. (z. B. Bromhexin Krewel Meuselbach Tabletten 12 mg)
- Speichelersatzflüssigkeit (z. B. Glandosane Spray oder Saseem Mundspray)
- Alternative Rezeptur eines künstlichen Speichels (nicht aromatisiert)

Kaliumchlorid	0,12
Natriumchlorid	0,085
Natriummonohydrogenphosphat-Dodecahydrat	0,25
Calciumchlorid 0,15 %-Magnesiumchlorid 0,5 %ige Lösung	10,0
Sorbinsäure	0,1
Carboxymethylcellulose-Na 400	0,5
Sorbitollösung 70 % (nicht kristallisierend)	4,3
Aqua purif.	ad 100,0
S. Nicht aromatisierter künstlicher Speichel, in Sprayflasche abfüllen	

- Alternative Rezeptur eines künstlichen Speichels (aromatisiert): gleiche Rezeptur (s. o.) plus glycerolhaltiges Orangenflüssigaroma (Orangenflüssigaroma-Verdünnung 1,0)
- In schweren Fällen: Glucocorticoide (Internist!)
- Ggf. Immunsuppressiva
- Bei Tränenmangel: künstliche Tränenflüssigkeit (z. B. Liquifilm N Augentropfen)

Erkrankungen der Speicheldrüsen

Hypersalivation/Sialorrhö

- Ggf. Therapie der Grundkrankheit
- Leichtere Formen:
  - Mundspülungen mit z. B. starkem schwarzen Tee
  - Verdünnte Tanninlösung

Acid. tannic.	10,0
Aqua dest.	ad 100,0
S. 1 Teelöffel auf 1 Glas Wasser zur Mundspülung	

  - Belladonnysat Bürgerlösung: 3 × tgl. 15–20 Tropfen
- Bei erheblichem Leidensdruck und erheblicher klinischer Symptomatik:
  - Atropintropfen

Atropin sulf.	0,01
Aqua dest.	ad 20,0
M. f. Sol.	
S. 3 × tgl. 15 Tropfen (stets nur kurzfristig anwenden!)	

  - Alternativ: transdermales Scopolamin-Pflaster (z. B. Scopoderm TTS), keine Langzeittherapie!
- Idiopathische Hypersalivation:
  - Intraglanduläre Injektion von Botulinumtoxin A (Botox) in Gl. parotis oder Gl. submandibularis
  - Alternativ zur kurzfristigen Anwendung: Glycopyrroniumbromid (z. B. Robinul zur Injektion) intramuskulär oder intravenös, wirkt sehr selektiv

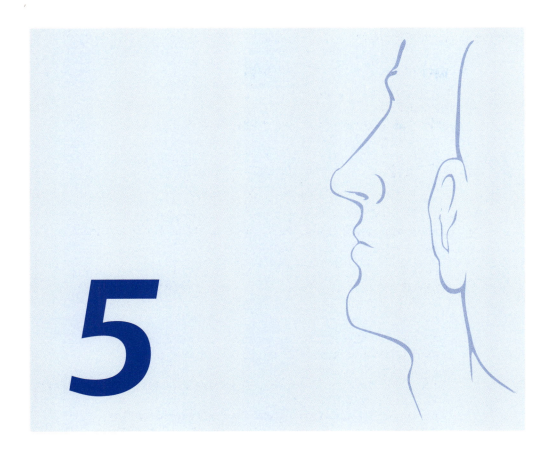

5

Kehlkopf

Allgemeine Behandlungsempfehlungen bei akuten und chronischen Kehlkopfentzündungen

- „Kehlkopfdiät" (nach Sopko):
  - Nicht rauchig (Nikotin)
  - Nicht zu scharf und nicht zu heiß (Speisen)
  - Nicht zu kalt (Getränke, Eis)
  - Nicht zu viel (Sprechen)

Akute Laryngitis

- Stimmschonung!
- Rauchverbot
- Warme Getränke, z. B. Teemischung

Herba Adiantis capillis veneris	50 g
Fol. Malvae sylvestris	20 g
Herba Thymi vulgaris	30 g
S. 5 Tassen tgl. heiß trinken	

- Expektorierende Wirkung: Kalium-jodatum-Lösung

Kalium jodatum	10,0
Aqua dest.	ad 50,0

- Ggf. nichtsteroidale Antirheumatika (z. B. Diclofenac)
- Ggf. Antitussivum

Nota bene
Antitussivum bei Sportlern: Noscapin (z. B. Capval Dragees) steht nicht auf Dopingliste!

- Falls rasche Abschwellung erwünscht (z. B. bei Sänger): Kamille-Otriven-Tropfen

Extr. Chamomill. fluid.	4,0
Otriven 0,1 %	2,0
Aqua dest.	ad 20,0
M. D. S. 2–4 × tgl. 10–20 Tropfen	

- Nur bei schweren oder therapieresistenten Fällen: Antibiotikum
  - Antibiotikum, lokal: Fusafungin (Locabiosol Spray)
  - Oder systemisch (z. B. bei begleitender purulenter Rhinosinusitis oder purulenter Bronchitis): z. B. Doxycyclin oder Amoxicillin
- Warme Halswickel (oftmals subjektiv als angenehm empfunden)

Chronische Laryngitis

- Ausschaltung von Inhalationsnoxen
- Stimmschonung
- Ätherische Öle: z. B. Campher plus Pfefferminzöl (Laryngsan Lösung)

Kehlkopf

- Inhalationen:
  - Zum Beispiel nach folgender Rezeptur:

Aerosol Spitzner	100,0
Pulmicort Susp.	10,0 0,5 mg/2 ml
Otriven 0,1 %	10,0

D. S. Inhalationslösung mit Pipettenaufsatz (nach Anweisung des Arztes)

  - Oder Emser Inhalationslösung
- Bei chronisch-hyperplastischer Laryngitis: Kalium-jodatum-Lösung

Kalium jodatum	10,0
Aqua dest.	ad 50,0

M. f. Sol.
S. 1–2 × tgl. 1 Teelöffel für 10 Tage

Cave
Jodempfindlichkeit!

- Touchierung mit adstringierender Wirkung

Argent. nitr.	0,2
Aqua dest.	ad 20,0

M. f. Sol.
S. Jeweils zur Pinselung mit Watteträger

Cave
Abfließen der Flüssigkeit in den subglottischen Raum vermeiden

- Ggf. Antiphlogistikum
- Nur bei akuten Exazerbationen: Antibiotikum, z. B. Doxycyclin oder Cefuroxim
- **Ultima Ratio** (falls keine Leukoplakie oder anderen suspekten Gewebsveränderungen vorliegen, die eine Mikrolaryngoskopie erfordern): Kombinationstherapie aus Antibiotikum plus Corticosterioid für 10–15 Tage
  - Initial 50 mg Prednisolon/Tag (z. B. Decortin H 50 mg Tabletten), schrittweise reduzieren
  - Plus Doxycyclin (z. B. Doxy-N-Tablinen) oder Cotrimoxazol (z. B. Cotrim-ratiopharm Tabletten)
- Phytotherapeutische Rezeptur:

Diplotaxis tenuifolia	40 ml
Sisymbrium officinale	50 ml
Althaea officinalis	60 ml

S. 3 × tgl. 60 Tropfen einnehmen.

Laryngitis gastrica

- Behandlung gemeinsam mit Hausarzt oder Internist!
- Protonenpumpenhemmer:
  - Omeprazol (z. B. OMEP 40 mg) oder Esomeprazol (z. B. Nexium mups magensaftresistente Tabletten)
  - Ausreichend hoch dosieren: anfangs bis zu 2 × 40 mg tgl. (befundabhängig für 10–14 Tage), dann 2 × 20 mg tgl.

Epiglottitis

Epiglottitis bei Kindern

- Bereits bei Verdacht sofortige stationäre Einweisung (Kind möglichst auf Schoß von Mutter oder Vater sitzend transportieren, Arztbegleitung)
- Intubationsbereitschaft
- Abhängig vom Grad der Dyspnoe (Stridor): Glucocorticoide, initial hoch dosiert
- Nur wenn unumgänglich: Sedierung
- Intravenöse antibiotische Therapie: z. B. Cefotaxim (Claforan) 200 mg/kg Kg/Tag oder Amoxicillin plus Clavulansäure (Augmentan, 37,5–75 mg/kg Kg/Tag)
- Anfeuchten der Atemluft

Nota bene
Impfung gegen Haemophilus influenzae Typ B als Prophylaxe führt zu drastischem Rückgang der Erkrankung bei Kindern!

Epiglottitis bei Erwachsenen

- In der Regel Epiglottitis des Erwachsenen weniger gefährlich als beim Kind
- Intravenöse antibiotische Therapie: z. B. Ampicillin/Sulbactam (z. B. Unacid) oder Cefuroxim (z. B. Cefuroxim-ratiopharm)
- Abhängig vom Grad der Dyspnoe (Stridor): Glucocorticoide intravenös (z. B. Solu-Decortin H 500 mg)

Laryngitis subglottica (Krupp-Syndrom)

- Akute stenosierende Laryngotracheitis
- Beruhigung von Kind und Eltern
- Fiebersenkung, z. B. Paracetamol
- Luftbefeuchtung
- Zufuhr von Frischluft (keine wissenschaftliche Daten)
- Glucocorticoide, abhängig vom Schweregrad auch rektal, i. m. oder i. v.:
  - Prednisolon 1–2 mg/kg Kg p. o.
  - Oder 100 mg rektal (z. B. Infectocortikrupp Zäpfchen)
  - Oder Dexamethason 0,15–0,6 mg/kg Kg i. m. oder p. o.
  - Oder Budesonid-Inhalationen, 2 mg (z. B. Pulmicort)
  - Bei milden Krankheitsformen topisch-inhalative Gabe ebenso wirksam wie systemische, aber teurer, ferner mitunter Widerstand des Kindes
- Wenn alleinige Steroidgabe nicht ausreichend ist: Epinephrin als Inhalation (z. B. Infecto Krupp Inhal)

- Kein Antibiotikum
- Bei nachgewiesener Hypoxämie: Sauerstoff
- Sedierung nur bei starker Erregung

Spezifische Laryngitis

- Sehr selten!
- Tuberkulose:
  - Behandlung durch Internisten bzw. Infektiologen
  - Tuberkulostatische Therapie: Kombinationstherapie
  - Erstrang-Antituberkulotika: Isoniazid, Rifampicin, Pyrazinamid, Ethambutol, Streptomycin
- Lues, z. B. supraglottische Lokalisation:
  - Antibiotische Therapie
  - Behandlung gemeinsam mit Dermatologen

Kehlkopfperichondritis

- Zumindest anfänglich intravenöse antibiotische Therapie: Clindamycin (z. B. Clinda-saar 2 × 900 mg tgl.), nach Verlauf später orales Antibiotikum für mehrere Wochen
- Insbesondere bei ausgeprägtem Ödem: Glucocorticoide, z. B. Prednisolon (Solu-Decortin H) 250 mg i. v. tgl. für 3 Tage, dann orales Glucocorticoid, z. B. 50 mg Prednisolon/Tag (z. B. Decortin H)
- Analgetika

Larynxödem

(Außer: angioneurotisches Ödem)
- Intravenöse Gabe von Glucocorticoiden:
  - Zum Beispiel Prednisolon 500 mg i. v. (z. B. Solu-Decortin H)
  - Bei Kindern: Dosisanpassung
- Antiphlogistikum: z. B. Diclofenac
- Möglichst keine Sedativa
- Ggf. Antihistaminikum: z. B. Clemastin (Tavegil)
- Bei entzündlicher Ursache: Antibiotikum, z. B. Ampicillin/Sulbactam oder Cefuroxim
- Ggf. Eiskrawatte (subjektive Erleichterung für Patienten)
- Ausgeprägte Ödeme: Intubationsbereitschaft

Chronisches Ödem des Larynx

- Zum Beispiel nach Bestrahlung oder nach Kehlkopfteilresektionen
- Allenfalls Therapieversuch mit Glucocorticoid, z. B. 50 mg Prednisolon/Tag dann schrittweise reduzieren, ggf. in Kombination mit Antiphlogistikum, z. B. Diclofenac
- Insgesamt geringe Erfolgsrate!

Larynxpapillomatose

- Domäne: Laserchirurgie
- Adjuvant bei Kindern: ggf. Zytokine, Interferon-α oder Interferon-β (Verlängerung der Intervalle zwischen operativen Eingriffen)
- Ggf. adjuvant: intraläsionale Cidofovir-Injektion (Virostatikum)
- Keine einheitlichen Empfehlungen!

Intubationstrauma des Larynx

- Frühe Phase, befundabhängig:
  - Glucocorticoide für 8–10 Tage
  - Antiphlogistikum
  - Inhalationen
  - Stimmschonung
  - Homöopathische Medikation: Arnica D6, 3 × 1 Tbl. tgl.

Kehlkopftrauma

Bei begleitendem Ödem/Dyspnoe:
  - Erwachsene: Glucocorticoide, z. B. Prednisolon 500 mg i. v. (z. B. Solu-Decortin H)
  - Dosisanpassung bei Kindern
- Antiphlogistikum
- Bei Reizhusten: ggf. Antitussivum, z. B. Clobutinol (Silomat gegen Reizhusten)
- Stimmschonung
- Eiskrawatte
- Bei offener Verletzung/Knorpelverletzung: antibiotische Therapie, Clindamycin (z. B. Clinda-saar) oder Ampicillin/Sulbactam (z. B. Unacid)

Rezidivierender Glottisspasmus

- Uni- oder bilaterale Injektion von Botulinumtoxin A in die Glottisebene (z. B. 2,5–5,0 Einheiten Botox bilateral) oder in die supraglottische Muskulatur (z. B. 1,25–2,5 Einheiten Botox bilateral)

Rekurrensparese

- Ausschlussdiagnostik!
- Einseitige idiopathische Rekurrensparese im frühen Stadium:
  - Ggf. Infusionen mit Rheologika, z. B. Hydroxyethylstärke (z. B. HAES-steril 6%)
  - Plus Pentoxifyllin (Trental)
  - Plus Glucocorticoid (z. B. Solu-Decortin H)
  - Gesamtstärkedosis beachten!
- Ggf. Elektrotherapie

Neuralgie des Nervus laryngeus superior

- Lokaltherapie: Infiltration mit Lokalanästhetikum, z.B. Bupivacain (Carbostesin)
- Ggf. Analgetikum, z.B. Diclofenac
- Ggf. physikalische Therapie

Akute Tracheitis

- In der Regel Mitbeteiligung der Luftröhrenschleimhaut bei Infekten der Atemwege (sogenannte banale Tracheitis)
- Nikotinverbot
- Inhalationen
- Atemluft befeuchten
- Mitbehandlung einer evtl. gleichzeitig bestehenden Sinusitis und/oder Bronchitis
- Antibiotikum nur bei gleichzeitig purulentem Atemwegsinfekt

Trachealfremdkörper

- Als begleitende Behandlungsmaßnahme: Glucocorticoide
- Ggf. Antibiotikum
- Endoskopie bereits bei geringstem Verdacht auf Fremdkörper!

Trachealstenose

- Entzündliche Stenosen im frühen Krankheitsstadium:
  - Glucocorticoide
  - Antibiotikum
  - Inhalationen
- Ggf. spezifische Therapie der Grunderkrankung (z.B. Erkrankungen des rheumatischen Formenkreises)

Trachealtrauma

- Klinikeinweisung!
- Intubationsbereitschaft!
- Glucocorticoide: z.B. Prednisolon 500 mg i.v. (z.B. Solu-Decortin H)
- Antiphlogistikum
- Antibiotikum: z.B. Clindamycin oder Amoxicillin/Clavulansäure

Nachbehandlung bei Tracheotomie

- Sorgfältige Bronchialtoilette
  - 3–5 ml körperwarme 0,9%ige Natriumchloridlösung in Hauptbronchus, danach sofort absaugen
- Bei Borkenbildung: Tyloxapol (Tacholiquin 1%ige Lösung) in Kanüle geben, danach absaugen

Kehlkopf

- Befeuchtung der Atemluft
- Soleinhalation

Natrium hydrogen. carb.	0,82
Natr. chlorat	6,4
Calc. chlorat	2,3
Aqua dest.	ad 1.000,0
D. Salzlösung zum Vernebeln	

Infiziertes Tracheostoma

- Hautschutz und Sekretbindung: Pasta zinci mollis DAB

Zinkoxid	30,0
Paraffin. subliquid.	40,0
Vaselin. alb.	20,0
Cer. alb.	ad 100,0
S. Wirkstofffreie Paste zur äußerlichen Anwendung	

- Bei Granulationen am Tracheostoma: Touchieren mit Policresulen (Albothyl Konzentrat Lösung)

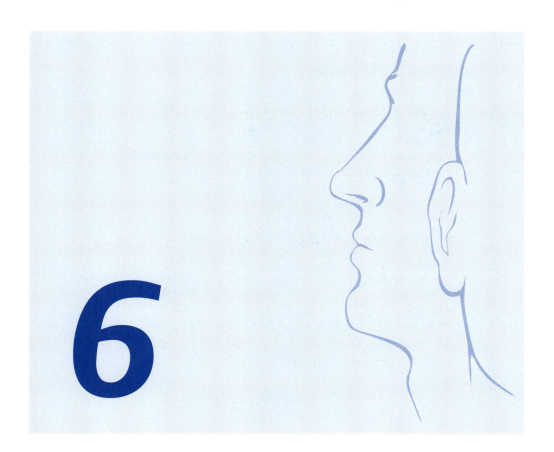

6

Erkrankungen der Speiseröhre

Ösophagus-Verätzungen

- In den ersten 20 min reichlich Wasser trinken, evtl. Eiswasser (zur Verdünnung des Ätzmittels)
- Neutralisation des Ätzmittels:
  - Bei Säuren: Magnesia usta
  - Bei Laugen: verdünnte Essigsäure 2%ig oder Zitronensaft
- Je nach Schweregrad und klinischer Symptomatik:
  - Schockbekämpfung (Volumenersatzmittel)
  - Analgetika
  - Sedativum: z. B. Diazepam
- Schwere Fälle: ggf. intensivmedizinische Betreuung
- Abhängig vom endoskopischen Befund (Verätzungen II. und III. Grades): Glucocorticoide
  - Zum Beispiel Prednisolon (Solu-Decortin H) initial 500 mg i. v., dann absteigende Dosierung nach Körpergewicht und Alter zur Stenoseprophylaxe
  - Bei begleitendem Larynxödem: in jedem Falle Glucocorticoide
  - Ösophagusstrikturprohylaxe: 2,5 mg Prednisolonäquivalent über 3 Wochen
- Bei Verätzungen II. und III. Grades: zusätzlich Antibiotikum

Cave
Keine Glucocorticoide bei Ösophagusperforation!

Ösophagitis

- Ösophagitis catarrhalis, in der Regel gleichzeitige Gastritis (internistische Untersuchung)
- Keine scharf gewürzten Speisen
- Magnesiumlösung

Magnesia usta	25,0
Aqua dest.	ad 250,0

S. Vor Gebrauch schütteln, vor Mahlzeiten 1 Esslöffel

- Akute Ösophagitis und Gastritis (z. B. bei viralen Infekten): Kamille, z. B. als Kamille-Rollkur
  - 2–3 Tassen eines frisch zubereiteten Kamillentees warm schlucken, 5 min Rückenlage, 5 min Linksseitenlage, 5 min Bauchlage, 5 min Rechtsseitenlage.

Candida-Ösophagitis

- Antimykotische Therapie:
  - Nystatin (Moronal Suspension)
  - Amphotericin B (Ampho-Moronal Suspension)
- Im Falle einer primären oder sekundären Immunschwäche (z. B. HIV-Infektion oder Chemotherapie) oder bei schwerem Krankheitsverlauf: systemische Therapie mit Fluconazol (Diflucan)

Dysphagie

- Bei neurogenen Schluckstörungen mit verzögerter Relaxation oder Hypertonie des oberen Ösophagussphinkters oder bei Schluckstörungen nach Tumoroperationen mit z. B. narbenbedingter fehlender oder verminderter Erschlaffung im Bereich des Ösophaguseingangs:
  - Domperidon (z. B. Motilium Tropfen), jeweils vor den Mahlzeiten
- Bei erheblicher klinischer Symptomatik und subjektivem Leidensdruck: Botulinumtoxin

Singultus

Vorübergehender Singultus

- Mehrmaliges tiefes Anhalten des Atems (ggf. auch ein- und ausatmen in eine vorgehaltene Tüte)
- Rasches Trinken eines Glases eiskalten Wassers
- Schlucken von trockenem Zucker
- Fenchel-Ölkompresse (nicht bei Patienten mit Epilepsie!), z. B. für ca. 30 min erwärmte Kompresse auf den Oberbauch

Persistierender Singultus

- Orale Therapie:
  - Amitriptylin (Saroten) 25–90 mg tgl.
  - Baclofen (Lioresal) 15–75 mg tgl.
  - Nifedipin (Adalat) 10–80 mg tgl.
  - Chlorpromazin (Propaphenin Filmtabletten oder Tropfen) 50–60 mg tgl.
- Intravenöse Therapie (bei schwersten Fällen):
  - Chlorpromazin 25–50 mg i. v. über 30–60 Minuten, danach 50–60 mg tgl. p. o.
  - Metoclopramid (Paspertin) 10 mg i. v., danach 10–40 mg tgl. p. o.

7

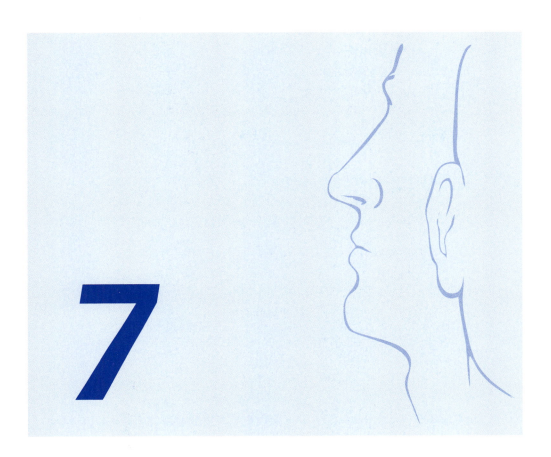

Hals

Mediane Halszyste/Halsfistel

- Medikamentöse Therapie nur bei infizierter Zyste (Fistel):
  - Systemische antibiotische Behandlung mit Amoxicillin plus Clavulansäure oder Cefuroxim
  - Analgetikum/Antiphlogistikum, z. B. Ibuprofen

Laterale Halszyste/Halsfistel

- Medikamentöse Behandlung nur bei infizierter Zyste (Fistel):
  - Systemische antibakterielle Therapie mit Ampicillin plus Sulbactam oder Cefuroxim
  - Analgetikum/Antiphlogistikum: z. B. Ibuprofen

Chronische unspezifische Lymphadenitis colli

- Sorgfältige Diagnostik (Malignomausschluss!)
- Bei Verdacht auf bakterielle Infektion: systemische antibiotische Therapie mit Cefadroxil oder Clindamycin oder Amoxicillin plus Clavulansäure
- Ggf. Antiphlogistikum

Katzenkratzkrankheit

- Wegen prognostisch günstigen Verlaufs der Erkrankung in der Regel beim immungesunden Patienten weder chirurgische Intervention noch antibiotische Therapie erforderlich
- Bei langwierigem oder kompliziertem Verlauf, z. B. hartnäckige Lymphadenitiden: Doxycyclin oder Makrolide oder Ciprofloxacin, evtl. in Kombination mit Rifampicin

Nichttuberkulöse Mykobakterieninfektion der Halslymphknoten

- MOTT (mycobacteria other than tuberculosis) ist eine klinisch übliche Abkürzung für sogenannte atypische Mykobakterien, wichtige Erreger sind: M. avium, M. intracellulare, M. ulcerans, M. kansasii, M. scrofulaceum
- Standardtherapie: Operation und möglichst vollständige Exstirpation erkrankter Lymphknoten und eventueller Fistelgänge
- Medikamentöse Therapie (falls komplette Entfernung nicht möglich): Clarithromycin oder Azithromycin plus Rifampicin

Halslymphknoten-Toxoplasmose

- Außerhalb von Schwangerschaft und Immunsuppression bedarf es keiner spezifischen Therapie, Erkrankung heilt bei immunkompetenten Patienten spontan!

- Medikamentöse Therapie der Lymphadenitis:
  - Nur bei schweren Erkrankungsformen und bei Patienten mit gestörter Immunabwehr!
  - Pyrimethamin (z. B. Daraprim) plus Sulfadiazin (z. B. Sulfadiazin-Heyl Tabletten) plus Folinsäure für 4 Wochen
- Schwangerschaft:
  - Medikamentöse Therapie bei gesicherter akuter Infektion der Schwangeren (Gynäkologe!)
  - Bis zur 16. Schwangerschaftswoche: Spiramycin (z. B. Selectomycin 750 Filmtabletten)
  - Nach 16. Schwangerschaftswoche: Pyrimethamin plus Sulfadiazin plus Folinsäure für 4 Wochen (Blutbildkontrollen!)

Nota bene
Auch heute noch ist die primäre Infektionsprophylaxe in der Schwangerschaft wichtig (Information über Ansteckungswege)!

Halslymphknoten-Tuberkulose

- Tuberkulostatische Therapie durch Internisten (Lungenfacharzt):
  Initial 4-fach-Therapie
- Erstrang- oder Standardmedikamente (Erwachsene):
  - Isoniazid (tägliche Dosis: 5 mg/kg KG)
  - Rifampicin (10 mg/kg KG)
  - Pyrazinamid (25 mg/kg KG)
  - Ethambutol (20–25 mg/kg KG)
  - Streptomycin (15 mg/kg KG) (Ototoxizität des Streptomycin beachten!)

Halsabszess

- Stets Operationsindikation!
- Perioperativ und begleitend zur Operation parenterale antibiotische Behandlung:
  - Bis zum Erregernachweis: Amoxicillin/Clavulansäure oder Cefuroxim plus Metronidazol (z. B. Metronidazol Fresenius)
  - Bei schwerem klinischen Verlauf: Amoxicillin/Clavulansäure plus Metronidazol oder Cefotiam plus Tobramycin (z. B. Gernebcin) plus Metronidazol
- Antiphlogistikum
- Bei Begleitödem des Larynxeingangs oder des Pharynx: intravenöse Glucocorticoidgabe, z. B. 500 mg Prednisolon i. v. (z. B. Solu-Decortin H)

Septische Thrombophlebitis der Vena jugularis interna

- Stets Operationsindikation!
- Perioperativ und begleitend zur Operation hochdosierte parenterale antibiotische Therapie: Penicillin G plus Tobramycin (z. B. Gernebcin) plus Metronidazol oder Cefotiam plus Tobramycin plus Metronidazol
- Antipyretikum/Antiphlogistikum

Halsphlegmone

- Hochdosierte parenterale antibiotische Therapie:
    - Ampicillin/Sulbactam oder Cefuroxim plus Metronidazol
    - Bei schwerem Krankheitsverlauf: Ampicillin/Sulbactam plus Metronidazol oder Cefotiam plus Tobramycin plus Metronidazol
- Antiphlogistikum
- Ggf. Operation

Kollare Mediastinitis

- Stets Operationsindikation!
- Perioperativ und begleitend zur operativen Behandlung: hochdosierte parenterale antibiotische Therapie!
    - Bis zum Erregernachweis: Ampicillin/Sulbactam (z.B. Unacid) plus Metronidazol (z.B. Metronidazol Fresenius) oder Cefotiam (z.B. Spizef) plus Tobramycin (z.B. Gernebcin) plus Metronidazol
- Antipyretikum

Nota bene
Stets anaerobierwirksame antibiotische Therapie!

Karotidodynie

- Therapieversuch mit peripher wirksamem Analgetikum, z.B. Diclofenac oder Indometacin (z.B. Indo-CT 25 mg-Kapseln)
- Falls Analgetikum ohne Erfolg: Behandlungsversuch mit vorsichtiger Injektion eines Lokalanästhetikums, z.B. Bupivacain in das schmerzhafte Gebiet um den Karotisbulbus
- **Ultima Ratio**: Propanolol (z.B. Dociton 40 Filmtabletten, 2–3 × tgl. 1 Tabl.)

Glomus-caroticum-Tumor

- Grundsätzlich Operationsindikation!
- Bei Ablehnung der Operation oder Kontraindikationen zur Operation: ggf. medikamentöse Therapie mit Somatostatin, Octreotid (z.B. Sandostatin), evtl. in Kombination mit Interferon-γ (z.B. Imukin)
- Medikamentöse Therapie gemeinsam mit Internisten durchführen

Akute Thyreoiditis

- Sehr seltenes Krankheitsbild!
- Oft starke Schmerzen über der Schilddrüse!
- Antibiotikum: z.B. Cephalosporin oder Clindamycin
- Antiphlogistikum: z.B. Diclofenac

Akute unspezifische Lymphadenitis colli

- Bei Verdacht auf bakterielle Infektion (insbesondere bei fieberhaftem Verlauf): streptokokken- und staphylokokkenwirksames Antibiotikum: Cefaclor oder Clindamycin oder Ampicillin plus Sulbactam p. o.
- Bei schwerem Krankheitsverlauf: intravenöse antibiotische Behandlung mit Clindamycin oder Ampicillin plus Sulbactam
- Antiphlogistikum: z. B. Ibuprofen
- Bei erheblichen subjektiven Beschwerden ggf. zusätzlich lokale Therapie: Umschläge mit Präparat aus Zinkoxid, Salicylsäure und Aluminiumsilikaten (z. B. Enelbin-Paste N)
- Ggf. Herdsanierung (Tonsillen, Zähne!)

Torticollis

- Je nach Erkrankungsursache: Therapie durch Orthopäden, Kinderarzt, Neurologen oder HNO-Arzt
- Entzündliche Ursache im HNO-Bereich: z. B. Grisel-Syndrom
- Systemisches Antibiotikum: z. B. Ampicillin plus Sulbactam
- Analgetikum: z. B. Diclofenac

Tularämie

- Zervikale Lymphadenopathie bei ulzeroglandulärer, oropharyngealer und rein lymphoglandulärer Form
- Medikamentöse Therapie:
  - Aminoglykosid: z. B. Gentamicin 7,5 mg/kg KG/Tag in drei Dosen i. m. oder i. v. für 10 Tage
  - Oder Doxycyclin 200 mg/Tag in zwei Dosen i. v. für 2 Wochen
  - Alternativ: Ciprofloxacin 30 mg/kg KG/Tag in zwei Dosen i. v. für 10 Tage

Brucellose

- Unter anderem indolente Halslymphknotenvergrößerungen beidseits
- In Deutschland nahezu vollständig eliminiert, aber: sogenannte „Importinfektion" nach Aufenthalt vor allem in Mittelmeerländern!
- Medikamentöse Behandlung:
  - Ältere Kinder und Erwachsene: Doxycyclin (200 mg/Tag p. o.) plus Rifampicin (600–900 mg/Tag p. o.) für 6 Wochen
  - Kinder unter 9 Jahren: Trimethoprim (10 mg/kg KG pro Tag p. o.) plus Sulfamethoxazol (50 mg/kg KG pro Tag p. o.) plus Rifampicin (20 mg/kg KG pro Tag p. o.) für 6 Wochen
  - Schwangere: Rifampicin (900 mg/Tag p. o. für 6 Wochen)

Kawasaki-Syndrom (mukokutanes Lymphknotensyndrom)

- Unter anderem zervikale Lymphadenitis
- Kinder!
- Medikamentöse Therapie:
  - Immunglobuline mit intaktem Fc-Fragment einmalige Kurzinfusion (2 mg/kg KG) plus Acetylsalicylsäure oral (50–80 mg/kg KG in 4 Einzeldosen tgl. bis zur Entfieberung)
  - Säuglinge: DL-Lysin
  - Nach Entfieberung: Acetylsalicylsäure 3–5 mg/kg KG über 6 Wochen
  - Patienten, die nicht auf Immunglobuline ansprechen: Glucocorticoide (Prednisolon)

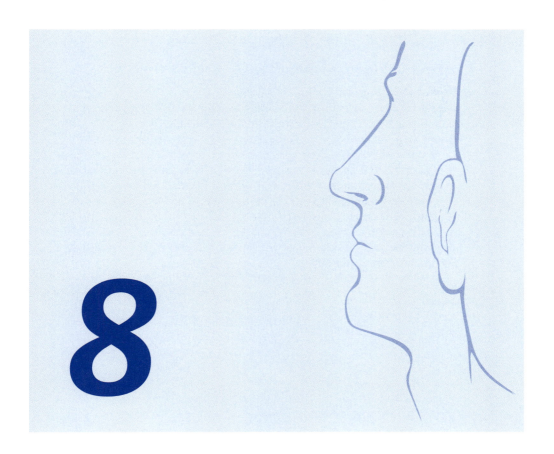

8

Erkrankungen mit Auswirkungen im HNO-Bereich

Bissverletzung im Kopf-Hals-Bereich

- Hohe Infektionsgefährdung
- Häufige Erreger bei infizierten Hunde- und Katzenbissen: Pasteurella multocida (!), Capnozytophaga canimorsus, Eikenella corrodens, Wecksella zoohelium u. a.
- Tetanusprophylaxe!
- Lokal: Spülung und Säuberung der Wunde, z. B. mit steriler physiologischer Natriumchloridlösung oder Antiseptika (z. B. Povidon-Jod-haltige Mittel wie Betaisodona)
- Ggf. operative Versorgung
- Ggf. offene Wundbehandlung
- Begleitende antibiotische Therapie: Amoxicillin plus Clavulansäure oder Ampicillin plus Sulbactam
- Alternativ: orales staphylokokkenwirksames Cephalosporin plus Metronidazol

Nota bene
Indikation zur Tollwutimpfung, wenn Bissverletzung durch tollwutverdächtiges Tier!

Chylusfistel

- z. B. nach Neck Dissection
- Zunächst abwartendes Verhalten mit festem Druckverband
- Bei Persistenz: ggf. operative Revision
- Alternativ: Injektion von Tetracyclin ins Operationsgebiet unter sterilen Kautelen

Lyme-Borreliose

Manifestationen der Lyme-Borreliose
- Haut:
  - Frühstadium (Stadium I und II): Erythema migrans (lokalisiert), Lymphozytom (generalisiert)
  - Chronisches Stadium (Stadium III): Acrodermatitis chronica atrophicans
- Nervensystem:
  - Frühstadium (Stadium I und II): Fazialisparese, Meningitis
  - Chronisches Stadium (Stadium III): chronische Enzephalomyelitis
- Lymphknoten:
  - Frühstadium (Stadium I und II): regionale Lymphadenitis (lokalisiert) oder generalisierte Lymphadenitis

Medikamentöse Therapie
- Erythema migrans und Borrelien-Lymphozytom:
  - Kinder unter 9 Jahren: Amoxicillin (50 mg/kg KG p. o. für 14 Tage) oder Cefuroximaxetil (20–30 mg/kg KG p. o. für 14 Tage)
  - Erwachsene: Doxycyclin (2 × 100 mg tgl. p. o. für 14 Tage) oder Amoxicillin (3 × 500 mg tgl. p. o. für 14 Tage)
  - Bei Penicillinallergie: Makrolid, z. B. Azithromycin

Erkrankungen mit Auswirkungen im HNO-Bereich

- Neuroborreliose (auch bei monosymptomatischer akuter Fazialisparese sowie bei Lyme-Arthritis, Lyme-Karditis):
    - Kinder: Ceftriaxon (50 mg/kg KG pro Tag i. v. für 14 Tage in einer Tagesdosis, maximal 2 g tgl.) oder Penicillin G (500.000 I. E./kg KG pro Tag i. v. in vier Einzeldosen für 14 Tage, maximal 12 Mega I. E. tgl.)
    - Erwachsene: Ceftriaxon (2 g tgl. i. v. für 14 Tage) oder Penicillin G (bis zu 20 Mio. I. E. tgl. i. v. für 14 Tage) oder Cefotaxim (3 × 2 g tgl. i. v. für 14 Tage)
- Bei chronischer Neuroborreliose: Therapiedauer mindestens 21 Tage!

Nota bene
Jedes Stadium der Borreliose wird antibiotisch behandelt, auch wenn akute Symptome spontan ausheilen können, da ein Übergang in eine chronische Verlaufsform zu Beginn der Erkrankung nie auszuschließen ist!
Findet man eine Zecke am menschlichen Körper, so ist es belanglos, mit welcher „Technik" diese entfernt wird, entscheidend ist die frühzeitige Entfernung!

Lymphödem im Kopf-Hals-Bereich

- Mittel der Wahl: manuelle Lymphdrainage
- Allenfalls Versuch der medikamentösen Therapie:
    - Rutosid (z. B. Venoruton Intens Filmtabletten, 3 × 2 Tabl. tgl.)
    - Dexamethason: morgens 4–8 mg (z. B. Fortecortin Tabletten)
- Bei manchen Patienten mit länger bestehendem Lymphödem besteht eine Neigung zu einem rezidivierenden Auftreten eines Erysipels im Ödembereich, ggf. Rezidivprophylaxe mit Depot-Penicillin!

Nota bene
Keine Indikation für Diuretika!

Nekrotisierende Fasziitis im Kopf-Hals-Bereich

- Invasive Infektion!
- Frühzeitige Therapie (Fieber plus Schmerzen!)
- Chirurgische Therapie!
- Antibiotische Therapie:
    - Penicillin G (24 Mio. I. E./Tag i. v.) plus Clindamycin (3 × 900 mg i. v.)
    - Oder Ceftriaxon (2 g/Tag i. v.) plus Clindamycin (3 × 900 mg i. v.)
- Ggf. Immunglobuline

Symptomatische Therapie bei inkurablen HNO-Tumoren

Schmerztherapie

s. Seite 102

Erkrankungen mit Auswirkungen im HNO-Bereich

Foetor-Therapie

- Lokale Behandlung:
  - Wundreinigung mit H_2O_2 3%ig oder Solutio Hydroxychinolini 0,1 %
  - Chlorophyll-Salbe (z. B. Chlorophyllin Salbe „Schuh") 2–3 × tgl. aufbringen nach Säuberung der Wunde oder lokal Metronidazol-Gel (z. B. Metrogel Gel)
- Systemische Therapie:
  - Therapieversuch mit Phytotherapeutikum Chlorophyll (z. B. Stozzon Chlorophyll-Dragees gegen Mund- und Körpergeruch)
  - Bei stärkerem Foetor: Metronidazol (z. B. Clont 400 Filmtabletten) oder Clindamycin (z. B. Clinda-saar 600 mg Filmtabletten)

Lokaltherapie exulzerierter Tumoren

- Haut- und Wundreinigung:
  - 0,9 %ige Natriumchloridlösung und Ringerlösung
  - Desinfektion mit Kaliumpermanganat
  - Antiseptika: Octenidin (z. B. Octenisept Lösung) oder Polihexanid (z. B. Lavasept)
  - Bei schmerzhaften Haut- und/oder Schleimhautläsionen im Kopf-Hals-Bereich: ggf. topische Anwendung von Opioiden, 8–12-stündlich, z. B. Morphin-Gel 0,1 %

Morphium-HCl	0,25 g
Carbomerum 974 bzw. 980 (Quellmittel)	2,50 g
Natrium-EDTA	0,25 g
Trometamolum (Gelbildner)	2,50 g
Konzentrierte Methylparbenumlösung 15 %	2,50 g
In Propylenglykol destilliertes Wasser	ad 250 g

- Kapilläre Tumorblutungen (z. B. Tumor-Ulkusgrund):
  - Vasokonstriktion durch adrenalingetränkte Kompressen (Suprarenin 1:1.000)
  - Hämostyptikaauflagen: z. B. resorbierbarer Schwamm (z. B. Gelastypt) oder resorbierbare Gazestreifen (z. B. TABOTAMP)

Starker, subjektiv beeinträchtigender Zungenbelag

- Mundspülungen mit Oxidanzien: z. B. H_2O_2
- Vorsichtiges Bürsten mit Kinderzahnbürste
- Ascorbinsäure-Lutschtablette (200 mg) auf Zunge legen und dort auflösen lassen, bis zu 4 × tgl., nicht länger als 6 Tage (z. B. Ascorvit Dragees)

Zäher Speichel

- Macrogol plus Natriumbikarbonat (z. B. Glandomed): führt zur Reinigung der Mukosa und Entfernung des zähen Speichels (z. B. alle 4 Stunden für 2 min spülen)
- Ggf. ergänzend gegen plaquebildende Bakterien: Aminfluorid und Zinnfluorid (z. B. Meridol Mundspüllösung)

Sekretminderung im fortgeschrittenen Krankheitsstadium
- Zum Beispiel bei Pseudohypersalivation oder bei terminaler Rasselatmung
- Bei Hypersalivation Anticholinergikum Glycopyrronium (z. B. Robinul zur Injektion):
  - Bei sehr starkem Speichelfluss: 200 µg s.c. als sofortige Gabe, dann 8-stündliche Gabe
  - Bei terminaler Rasselatmung: 400 µg s.c. sofortige Gabe, 1200 µg pro 24 Stunden über kontinuierliche Subkutaninfusion

AIDS (Erworbenes Immunschwächesyndrom)

- Indikation zur medikamentösen Therapie:
  - Patienten mit symptomatischer HIV-Infektion
- Wichtige Parameter zur Behandlungsindikation (neben klinischer Symptomatik): CD4-Zellzahl, HIV-RNA im Plasma
- Internist!
- Standard: Dreifachkombination antiretroviral wirksamer Substanzen!

Antiretroviral wirksame Substanzen
- Nukleosidanaloga (NRTI):
  - Zidovudin: 2 × 250 mg (z. B. Retrovir)
  - Didanosin: 2 × 200 mg bzw. 1 × 400 mg (z. B. Videx)
  - Stavudin: 2 × 40 mg (z. B. Zerit)
  - Lamivudin: 2 × 150 mg (z. B. Epivir)
  - Abacavir: 2 × 300 mg (z. B. Ziagen)
  - Zidovudin plus Lamivudin: 2 × 1 Kapsel (Combivir)
  - Zidovudin plus Lamivudin plus Abacavir: 2 × 1 Kapsel (Trizivir)
- Protease-Inhibitoren (PI):
  - Saquinavir: 2 × 100 mg zum Essen (z. B. Invirase) plus 2 × 100 mg Ritonavir
  - Indinavir: 3 × 800 mg (z. B. Crixivan)
  - Ritonavir: 2 × 600 mg zum Essen (z. B. Norvir)
  - Amprenavir: 2 × 1 200 mg (z. B. Agenerase)
  - Lopinavir: 3 × 2 Kapseln à 133 mg Lopinavir plus 33 mg Ritonavir (z. B. Kaletra)
- Non-Nukleosid-Transkriptasehemmer (NNRTI):
  - Nevirapin: 2 × 200 mg (z. B. Viramune)
  - Delavirdin: 3 × 400 mg (z. B. Rescriptor)
  - Efavirenz: 1 × 600 mg (z. B. Sustiva)
- Nukleotid-Reverse-Transkriptasehemmer (NtRTI):
  - Tenofovir: 1 × 300 mg (z. B. Viread)

Moderne antiretrovirale Therapie

- 2 NRTI plus 1 PI
- Oder 2 NRTI plus 1 NNRTI
- Oder 3 NRTI
- Auch Vierfachkombination möglich: 2 NRTI plus 2 PI in niedriger Dosis

Postexpositionsprophylaxe

- Zum Beispiel bei Nadelstichverletzung bei medizinischem Personal
- Blutung anregen, Desinfektion der Verletzungsstelle
- Bei hohem Risiko (z. B. tiefe Stichverletzung mit dicker Nadel und sichtbaren Blutspuren) antiretrovirale Prophylaxe mit Zweier- oder Dreierkombination:
  – Zidovudin (2 × 250 mg) plus Lamivudin (2 × 150 mg) plus evtl. Indinavir (3 × 800 mg)
- Beginn der Postexpositionsprophylaxe möglichst innerhalb der ersten 2 Stunden, auf jeden Fall jedoch innerhalb von 24 Stunden
- Dauer: 4 Wochen
- Berücksichtigung der Therapie-(Medikamenten-)Anamnese des Patienten!
- D-Arztverfahren!

Clusterkopfschmerz

- Akuttherapie:
  – Sumatriptan (z. B. Imigran) 6 mg s. c.
  – Oder Inhalation von reinem Sauerstoff
- Prophylaxe des Clusterkopfschmerzes:
  – Prednison (z. B. Decortin) initial 60–80 mg, dann Dosisreduktion um 10 mg/Tag
  – Oder Verapamil (z. B. Verapamil-Sandoz) in einer Dosis von 120–960 mg/Tag
  – Oder Lithiumsalze (z. B. Quilonum) mit Serumspiegeln um 0,8 mmol/l

Nota bene
Die Medikamente mit Wirksamkeit in der Prophylaxe des Clusterkopfschmerzes sind in Deutschland für diese Indikation nicht zugelassen (Off-Label-Use)!

Migräne

- Indikation für medikamentöse Therapie akuter Migräneattacken:
  – In der Regel nicht ausreichende Wirksamkeit nichtmedikamentöser Verfahren wie Applikation von Pfefferminzöl o. ä.
  – Intensität der Kopfschmerzen indiziert medikamentöse Therapie
- Indikation für Migräneprophylaxe:
  – Monatliche Anfallsfrequenz von mehr als drei Attacken
  – Bei Versagen einer adäquaten Anfallsbehandlung
  – Einzelne Attacke von mehr als 72 Stunden Dauer
  – Migräneattacken mit Beeinträchtigung der Lebensqualität
  – Akuttherapie wegen unerwünschter Arzneimittelwirkungen nicht zu tolerieren

Therapie des Migräneanfalls
- Leichte Migräneattacke:
  - Domperidon (z. B. Domperidon Hexal) 20 mg p. o. oder Metoclopramid (z. B. Paspertin) 10–20 mg p. o. oder rektal (z. B. MCP-ratiopharm Zäpfchen)
  - Gefolgt von: Acetylsalicylsäure (z. B. Aspirin Migräne Brausetabletten) 500–1.000 mg p. o. oder Paracetamol (z. B. Benuron) 500–1.000 mg p. o./rektal oder Ibuprofen (z. B. Ibu Filmtabletten) 400–600 mg p. o. oder Naproxen (z. B. Proxen Filmtabletten) 500–1.000 mg p. o.
- Schwere Migräneattacke:
  - Metoclopramid 20 mg p. o. oder rektal, gefolgt von: Ergotamintartrat 1–2 mg p. o. oder rektal (z. B. Ergo-Kranit akut 2 mg Tabletten)
  - Alternativ: Sumatriptan (z. B. Imigran) 25–50 mg p. o. oder 10–20 mg Nasenspray oder 25 mg Suppositorium
    - Bei Erbrechen und Diarrhö: 6 mg s. c. (Autoinjektor)
    - Maximal: 200 mg p. o., oder 40 mg Nasenspray, oder 50 mg Suppositorium, oder 12 mg s. c. pro Attacke
  - Zolmitriptan (z. B. AscoTop) 2,5 mg als Tablette oder Schmelztablette
  - Naratriptan (z. B. Naramig) 2,5 mg als Tablette
  - Rizatriptan (z. B. MAXALT) 10 mg als Tablette oder Schmelztablette
  - Almotriptan (z. B. Almogran) 12,5 mg als Tablette
  - Alternativ (z. B. im Bereitschaftsdienst durch Arzt): Metoclopramid 10 mg i. m. oder i. v. plus Lysinacetylsalicylat (z. B. Aspisol) 500–1.000 mg i. v.
  - Kinder mit Migräne: Therapie möglichst mit Paracetamol-Suppositorien oder ASS oder Ibuprofen

Nota bene
Bei Kindern mit Migräne besteht keine Gefahr eines Reye-Syndroms durch ASS

Migräneprophylaxe
- Gesicherte Wirkung einer medikamentösen Migräneprophylaxe bei:
  - Metoprolol (z. B. Metoprolol von ct): initial 50 mg, innerhalb von 4 Wochen bis 3 × 50 mg bei Frauen und 2 × 100 mg oder 1 × 200 mg retard bei Männern zu steigern
  - Propranolol (z. B. Dociton): initial 40 mg, innerhalb von 4 Wochen bis auf 80–160 mg zu steigern
  - Flunarizin (z. B. Natil-N): 5 mg bei Frauen und 10 mg bei Männern zur Nacht

Erkrankungen mit Auswirkungen im HNO-Bereich

Schmerztherapie

Chronische Kopfschmerzen

Akuter Spannungskopfschmerz

- Indikation zur medikamentösen Behandlung beim akuten Spannungskopfschmerz:
  - Abhängig von Schmerzintensität
  - Ggf. zuerst Versuch mit lokaler Applikation von Pfefferminzöl im Bereich der Schläfen
- Analgetika:
  - Paracetamol in einer Einzeldosis von 500–1.000 mg (maximale Tagesdosis 4.000 mg)
  - Oder nichtsteroidale Antiphlogistika/Analgetika: Acetylsalicylsäure in einer Dosis von 500–1.000 mg (maximale Tagesdosis 3.000 mg)
  - Oder Ibuprofen in einer Einzeldosis von 400–600 mg (maximale Tagesdosis 2400 mg)
  - Oder Naproxen 500–1.000 mg Einzeldosis (maximale Tagesdosis 1.000 mg)

Chronischer Spannungskopfschmerz

- Indikation zur medikamentösen Behandlung beim chronischen Spannungskopfschmerz: tägliche oder mindestens jeden 2. Tag auftretende Kopfschmerzen über einen Zeitraum von mehr als 3 Monaten, falls nichtmedikamentöse Maßnahmen nicht ausreichend sind
- Keine Analgetika beim chronischen Spannungskopfschmerz, Indikation für trizyklische Antidepressiva
- Ggf. Kombination mit nichtmedikamentösen Maßnahmen wie z. B. progressive Muskelrelaxation nach Jacobson
- Schmerztagebuch!
- Antidepressiva:
  - 1. Wahl: Amitriptylin (z. B. Saroten) 25–75 mg zur Nacht (maximale Tagesdosis 150 mg) oder Amitriptylinoxid (z. B. Amioxid-neuraxpharm) 30–90 mg zur Nacht (maximale Tagesdosis 90 mg)
  - 2. Wahl (falls 1. Wahl nach 6–8 Wochen ohne Erfolg): Doxepin (z. B. Doxepin-neuraxpharm) 25–150 mg zur Nacht (maximale Tagesdosis 150 mg) oder Imipramin (z. B. Imipramin-neuraxpharm) 25–50 mg zur Nacht (maximale Tagesdosis 100 mg)

Tumorschmerzen

Prinzipien der Tumorschmerztherapie

- Wenn möglich orale Medikation
- Therapie nach festem Zeitplan
- Stufenschema
- Individuelle Abstimmung auf den Patienten
- Prinzip der Antizipation!
- Stufenschema der WHO

Stufenschema der WHO
- WHO-Stufe I:
  - Nicht-Opioid-Analgetikum, z. B. Metamizol oder Ibuprofen
  - Ggf. plus Koanalgetika und/oder Adjuvanzien
- WHO-Stufe II:
  - Schwach wirkendes Opioid, z. B. Tramadol oder Tilidin/Naloxon plus Nicht-Opiod-Analgetikum
  - Ggf. plus Koanalgetika und/oder Adjuvanzien
- WHO-Stufe III:
  - Stark wirkendes Opioid, z. B. Morphin plus Nicht-Opioid-Analgetikum
  - Ggf. plus Koanalgetika und/oder Adjuvanzien

Wichtige Substanzen in der HNO-Tumorschmerzbehandlung
- Nicht-Opioid-Analgetika:
  - Metamizol: Tagesdosis 4–6 × 500–1.000 mg, Wirkdauer 4–6 Stunden (z. B. Novalgin)
  - Ibuprofen retard: Tagesdosis 2–3 × 800 mg, Wirkdauer 4–6 Stunden (z. B. Ibubeta retard)
  - Paracetamol: Tagesdosis 4–6 × 500–1.000 mg, Wirkdauer 4–6 Stunden (z. B. Paracetamol-ratiopharm)
- Schwach wirksame Opioide:
  - Tramadol retard: Tagesdosis 2–3 × 100–300 mg, Wirkdauer 8–12 Stunden (z. B. Tramal long oder Tramadol-Tropfen)
  - Tilidin-Naloxon retard: Tagesdosis 2–3 × 100–200 mg, Wirkdauer 8–12 Stunden (z. B. Valoron N retard) oder Tilidin-Naloxon-Tropfen
- Stark wirksame Opioide:
  - Morphin: 6 × 5–500 mg, Wirkdauer 4 Stunden (z. B. Morphin Merck Tropfen)
  - Morphin retard: Tagesdosis 2–3 × 10–500 mg, Wirkdauer 8–12 Stunden (z. B. MST-Mundipharma Retardtabletten)
  - Morphinlösung: in der HNO durchaus wichtig

Morphinum hydrochloricum   1200 mg
Aqua dest.   ad 240,0 ml
1 ml = 5 mg
S. 4 ml = 20 mg alle 4 Stunden, täglich 120 mg

  - Buprenorphin: Tagesdosis 3–4 × 0,1–1,2 mg, Wirkdauer 6–8 Stunden (z. B. Temgesic sublingual)
  - Buprenorphin TTS: Tagesdosis 0,8–3 mg transdermal, Wirkdauer 48–96 Stunden (z. B. Transtec)
  - Fentanyl TTS: Tagesdosis 0,6–12 mg transdermal, Wirkdauer 48–72 Stunden (z. B. Durogesic SMAT)

Nota bene
Falls nichtsteroidales Antiphlogistikum als Basisanalgetikum: Prophylaxe des NSAR-induzierten Ulkus mit Omeprazol (z. B. Omeprazol Stada) oder Pantoprazol (z. B. Pantozol)
Antazida sind zur Ulkusprophylaxe bei NSAR-Behandlung nicht geeignet!

Schmerzpflaster

- Transdermale therapeutische Systeme: Fentanyl- oder Buprenorphin-Pflaster
- Indikationen bei HNO-Tumorpatienten:
  - Passagehindernis
  - Therapieresistentes Erbrechen
  - Mittelgradige bis schwere Dauerschmerzen
  - Stabiler Opioidbedarf

Durchbruchschmerzen

- Bei Patienten unter Dauertherapie mit stark wirksamem Opioid: transmukosale Opioid-Medikation mit Fentanyl als gepresste Lutschtablette (z. B. Actiq)

Adjuvanzien

- Laxantien (insbesondere bei opioidbedingter Obstipation):
  - Ausreichend Flüssigkeit!
  - Macrogol (z. B. Laxofalk)
  - Natriumpicosulfat (z. B. Laxoberal)
  - Bisacodyl (z. B. Dulcolax)
- Antiemetika bei Opioidtherapie:
  - Metoclopramid (z. B. MCP-Tropfen oder Zäpfchen)
  - Oder Haloperidol: 0,3–0,5 mg 8-stündlich (z. B. Haldol-Janssen)

Koanalgetika

- Antidepressiva:
  - Bei neuropathischen Schmerzen, vor allem mit Brennschmerzkomponente: z. B. Amitriptylin (z. B. Saroten) 10–25 mg zur Nacht oder Doxepin (z. B. Aponal) 10 mg initial
- Antikonvulsiva:
  - Bei neuropathischen Schmerzen: Carbamazepin (z. B. Tegretal), initial 100–200 mg/Tag (maximale Tagesdosis: 1200–1800/Tag) oder Gabapentin (z. B. Neurontin), initial 3 × 100 mg/Tag (maximale Tagesdosis 2400–3600 mg/Tag)
- Glucocorticoide:
  - Bei erhöhtem intrakraniellem Druck, Nervenkompression, peritumorösem Ödem, Rückenmarkskompression, Trachealkompression (Dyspnoe), Knochenschmerzen, Strahlenpneumonitis (Dyspnoe), Lymphangitis carcinomatosa (Dyspnoe), Leberkapselspannungsschmerz, Obstruktion der V. cava superior, „stimmungsaufhellende" Wirkung
  - Dexamethason: initial 8–12 mg/Tag (z. B. Fortecortin), Erhaltungsdosis z. B. 4 mg tgl.
- Muskelrelaxanzien:
  - Bei starken muskuloskelettalen Schmerzen: z. B. Flupirtin (z. B. Katadolon)

Trigeminusneuralgie

- Sorgfältige Diagnostik! Neurologe!
- Mittel der Wahl:
  - Carbamazepin: initial 100 mg, alle 3–5 Tage Dosis um 100 mg erhöhen, wirksame Tagesdosis 600–1500 mg (z. B. Tegretal, Timonil)
  - Oder Phenytoin: initial 100 mg, alle 3 Tage Dosis um 100 mg erhöhen, wirksame Tagesdosis 300–400 mg (z. B. Phenhydan)
- Mittel der 2. Wahl:
  - Clonazepam: Tagesdosis 3–8 mg (z. B. Rivotril), häufig auf Dauer nicht toleriert wegen starker Sedierung

Nota bene
Bei Carbamazepin muss die Dosis langsam einschleichend erhöht werden, ggf. Zeitraum von vier Wochen bis zum Erreichen der Enddosis; bei Phenytoin Dosissteigerung rascher möglich!

Perioperative Antibiotikaprophylaxe

- Ziel: Senkung der postoperativen Infektionsrate nach Einhaltung aller hygienischen Maßnahmen
- Anforderungen an eingesetzte Antibiotika:
  - Entsprechendes antibakterielles Spektrum (HNO: z. B. Staphylococcus aureus, Streptokokken, Anaerobier u. a.)
  - Möglichst geringe Toxizität
  - Keine Reserveantibiotika
  - Keine Breitspektrumantibiotika
  - Keine Chinolonantibiotika, keine Cephalosporine der 3. Generation mit kurzer Halbwertszeit (z. B. kein Cefotaxim)
  - Möglichst als Kurzinfusion, wesentlich: Applikationszeitpunkt!

Grundsätzliche Indikationen für eine perioperative antibiotische Prophylaxe

- Bedingt aseptische Operationen: kontaminierte Operationen
- Gesicherte Indikationen im HNO-Bereich (entsprechende Datenlage durch wissenschaftliche Untersuchungen gesichert):
  - Tumoroperationen mit Eröffnung der Schleimhäute von Mundhöhle, Pharynx und/oder Larynx
  - Traumatologie im Gesichtsbereich, insbesondere Unterkieferfrakturen
- Akzeptierte Indikationen im HNO-Bereich:
  - Operationen mit Einbringen von Implantaten
  - Ferner: individuelle Risikoeinschätzung (z. B. Alter des Patienten, dialysepflichtige Niereninsuffizienz, vorbestehende chronische Erkrankungen)

Erkrankungen mit Auswirkungen im HNO-Bereich

- Perioperative Antibiotikaprophylaxe bei HNO-Operationen (z. B. Tumorchirurgie):
  - Cefazolin evtl. plus Metronidazol
  - Oder Cefuroxim evtl. plus Metronidazol
  - Oder Amoxicillin plus Clavulansäure (Alternativ: Ampicillin plus Sulbactam)
  - Bei Penicillinallergie: ggf. auch Clindamycin

> **Nota bene**
> Die Anlage einer PEG-Sonde ist eine Indikation für eine One-Shot-Prophylaxe, z. B. mit einem Cephalosporin!
> Bei einer Operationsdauer von mehr als 3–4 Stunden (z. B. große HNO-Tumorchirurgie) ggf. 2. Dosis des Antibiotikums intraoperativ!

- Disponierende Faktoren für Wundinfektionen: Anämie, Diabetes mellitus, Malignome, Chemotherapie, Radiotherapie, Koagulationsstörungen, Hypoproteinämie, Unterernährung, Vitaminmangel, Verminderung der zellulären und/oder humoralen Immunität

Endokarditisprophylaxe bei HNO-ärztlichen Operationen

- Endokarditisrisikogruppen:
  - Erhöhtes Risiko: die meisten angeborenen Herzfehler, operierte Herzfehler mit Restbefund, erworbene Herzklappenfehler, hypertrophe obstruktive Kardiomyopathie, Mitralklappenprolaps mit Insuffizienzgeräusch
  - Besonders hohes Risiko: Zustand nach bakterieller Endokarditis, zyanotische Herzfehler, Zustand nach Implantation einer Herzklappe (Biomaterial oder Kunststoff), chirurgisch etablierte Shunts oder implantierte Konduits
- Sinnvoll: „Herzpass" für Betroffene!
- Indikationen im HNO-Bereich: Adenotomie, Tonsillektomie, Nasenpolypektomie, Nasennebenhöhlenoperationen, starre Endoskopien, Ösophagusbougierung, Stentimplantation (tracheobronchial, ösophageal), ferner: Zahnbehandlungen

Endokarditisprophylaxe für Kinder mit HNO-Eingriffen

- Bei Patienten mit erhöhtem Risiko:
  - Amoxicillin 50 mg/kg KG p. o. 60 Minuten vor Operation (höchste Einzeldosis 3 g)
  - Penicillinallergie: Clindamycin 15 mg/kg KG p. o. 60 Minuten vor Operation (höchste Einzeldosis 600 mg)
- Bei Patienten mit hohem Risiko:
  - Amoxicillin 50 mg/kg KG p. o. 60 Minuten vor Operation (maximal 3 g) plus 15 mg/kg KG p. o. 6 Stunden nach Operation (maximal 1 g)
  - Penicillinallergie: Clindamycin 15 mg/kg KG p. o. 60 Minuten vor Operation (maximal 600 mg) plus 7,5 mg/kg KG p. o. 6 Stunden nach Operation (maximal 300 mg)

Endokarditisprophylaxe für Erwachsene mit HNO-Eingriffen

- Bei Patienten mit erhöhtem Risiko:
  - Bis 70 kg Körpergewicht: 2 g Amoxicillin p. o. 60 Minuten vor Operation
  - Mehr als 70 kg Körpergewicht: 3 g Amoxicillin p. o. 60 Minuten vor Operation
  - Penicillinallergie: Clindamycin 600 mg p. o. 60 Minuten vor Operation
- Bei Patienten mit hohem Risiko:
  - Bis 70 kg Körpergewicht: 2 g Amoxicillin p. o. 60 Minuten vor Operation plus 1 g Amoxicillin 6 Stunden postoperativ p. o.
  - Mehr als 70 kg Körpergewicht: 3 g Amoxicillin p. o. 60 Minuten vor Operation plus 1 g Amoxicillin 6 Stunden postoperativ p. o.
  - Penicillinallergie: Clindamycin 600 mg p. o. 60 Minuten vor Operation plus 300 mg Clindamycin p. o. 6 Stunden nach Operation

Grippe-Therapie

Neuraminidase-Inhibitoren

- Indikation:
  - Influenzasymptomatik, wenn Influenza A und B in der Region zirkulieren
  - Akut einsetzende Influenza mit Fieber
  - Therapiebeginn am besten innerhalb der ersten 12 (bis spätestens 48) Stunden
- Falsche Indikationen:
  - Nicht bei uncharakteristischen grippalen Infekten außerhalb einer Grippeepidemie
  - Nicht bei späten Grippekomplikationen
- Zanamivir (Relenza):
  - Wegen schlechter oraler Bioverfügbarkeit topisch als Pulver mittels speziellen Diskhalers inhaliert
  - Erwachsene: 2 × 2 Inhalationen/Tag über 5 Tage (entspricht: 2 × 2 × 5 mg/Tag)
  - Nicht bei Patienten unter 12 Jahren, nicht bei Schwangeren und Stillenden
- Oseltamivir (Tamiflu):
  - Erwachsene und Jugendliche ab 13 Jahren: 2 × 75 mg/Tag p. o. für 5 Tage
  - Kinder (ab 1 Jahr) bis zu 15 kg Körpergewicht: 2 × 30 mg tgl.
  - Kinder mit 15–23 kg Körpergewicht: 2 × 45 mg tgl.
  - Prophylaxe bei Erwachsenen und Jugendlichen ab 13 Jahren: 1 × tgl. 1 Kapsel (75 mg)

Nota bene
Jährliche Influenzaimpfung von Patienten aus Risikogruppen und von medizinischem Personal weiterhin vorrangig!
Oseltamivir ersetzt nicht die Grippeimpfung!

Erkrankungen mit Auswirkungen im HNO-Bereich

Amantadin

- Indikation:
  - Bei rechtzeitiger Gabe prophylaktische Wirkung gegen Influenza-A-Virusinfektion (nicht gegen B!)
  - Bei besonders gefährdeten Personen unter strenger Überwachung zur Influenza-A-Prophylaxe während Epidemie
- Amantadin (Kinder: z. B. InfectoFlu Sirup, Erwachsene: z. B. Amantadin neuraxpharm Filmtabletten):
  - Patienten von 11–65 Jahren: 0,2 g tgl.
  - Patienten älter als 65 Jahre: 0,1 g tgl. p. o. für mindestens 10 Tage
  - Insgesamt eher unsichere Wirkung bezüglich Grippeprophylaxe, strenge Indikationsstellung!
  - Stets beachten: eventuelle ZNS-Nebenwirkungen des Amantadin.

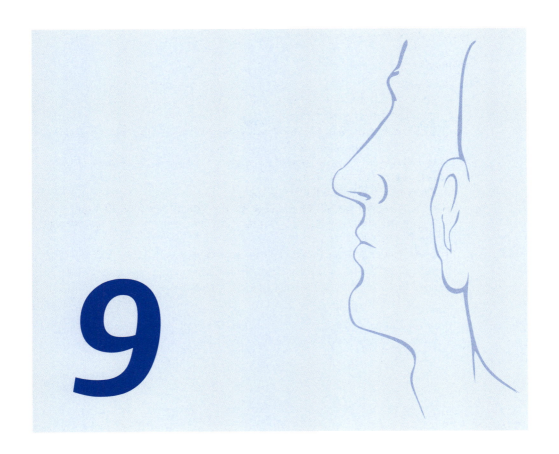

9

Unerwünschte Arzneimittelwirkungen im HNO-Bereich

Otologika (Lokaltherapie)

- Polymyxin B plus Neomycin plus Dexamethason (z. B. Dexa-Polyspectran Tropfen):
  - Allergische Hautreaktion im äußeren Gehörgang
  - Neomycin kann auch bei Anwendung als Ohrentropfen zu Hörschäden bis hin zur Ertaubung führen
- Polymyxin B plus Bacitracin plus Hydrocortisonacetat (z. B. Polyspectran HC Salbe):
  - Allergische Hautreaktion
  - Bei länger dauernder Anwendung Hautatrophien

Topische Glucocorticoide

- Reaktionen an der Haut (u. a.): Allergien, periorale rosaceaartige Dermatitis, Hautatrophie, Teleangiektasien, Pigmentverschiebungen, Striae distensae; selten: Purpura, Ekchymosen, Maskierung von Infektionen

Nota bene
Allergien gegen topische Glucocorticoide sind oft schwer zu erkennen, da die Glucocorticoide die eigene allergische Reaktion unterdrücken!

Antiseptika, Desinfektionsmittel

- Chlorhexidin:
  - Sehr selten: Kontakturtikaria, Photosensibilisierung, Hautirritation

Nota bene
Bei Anwendung am Ohr von Patienten mit perforiertem Trommelfell Gefahr der Ertaubung!

- Povidon-Jod:
  - Selten: Kontaktallergie
  - Resorption von Jod, z. B. bei Anwendung auf Wunden und Schleimhäuten beachten (Schilddrüsenanamnese!)
  - Gefahr von Schilddrüsenfunktionsstörungen (bis zur Hyperthyreose und thyreotoxischen Krise)
- Dequalinium:
  - Selten Kontaktallergie, Hautreizungen
- Silbernitrat:
  - In hoher Konzentration ätzend, unterhalb von 2 % gut verträglich
  - Bei langer und/oder konzentrierter Anwendung (über 2 %) kann sich in seltenen Fällen eine lokale oder universelle Argyrie entwickeln

Rhinologika (Lokaltherapie)

- Alpha-Sympathomimetika: Oxymetazolin (z. B. Nasivin), Tetryzolin (z. B. Tetrilin), Xylometazolin (z. B. Otriven), Naphazolin (z. B. Privin), Tramazolin (z. B. Ellatun)
  - Bei topischer Langzeitapplikation (mehr als 2 Wochen): Gefahr der Rhinitis medicamentosa (Privinismus)
  - Bei länger dauernder Anwendung im Extremfall: Schleimhautatrophie, Rhinitis sicca
  - Sehr selten bei topischer Anwendung o. g. Sympathomimetika: Schwächegefühl oder Schwitzen
  - Selten (vor allem bei zu langer Anwendung oder Überdosierung): Tachykardie, Palpitation, Herzklopfen, Blutdruckanstieg, Pektanginöse Beschwerden, Schwindel
  - Sehr selten: Nervosität, Reizbarkeit, Kopfschmerzen, Schlaflosigkeit, Unruhe
  - Selten: Geruchsverlust (in der Regel reversibel nach Absetzen)

Nota bene
Bei Säuglingen und Kleinkindern bei Überdosierung topisch wirkender Sympathomimetika Sedierung, Benommenheit bis hin zum Koma, deshalb vorsichtige Dosierung bei Säuglingen und Kleinkindern!

- Topische Glucocorticoide: Beclometason (z. B. Beconase Aquosum Suspension), Budesonid (z. B. Pulmicort Topinasal), Flunisolid (z. B. Syntaris Lösung), Fluticason (z. B. Flutide), Triamcinolonacetonid (z. B. Rhinisan), Mometasonfuroat (z. B. Nasonex) u. a.
- Lokale Nebenwirkungen:
  - Brennen in der Nase, Trockenheitsgefühl, Niesanfälle, Epistaxis, Septumperforation, Geruchs- und Geschmacksstörung
  - Einzelfälle: Heiserkeit nach Flunisolid
  - Augeninnendruckerhöhung (Glaukom): Kontrolle des Augendruckes bei Langzeittherapie

Systemische Gabe von Glucocorticoiden

- Systemische Nebenwirkungen:
  - Ulcera ventriculi et duodeni: vor allem bei Kombinationsbehandlung mit nichtsteroidalen Antirheumatika
  - Subkapsulärer Katarakt: ca. 10% der Langzeittherapierten in hoher Dosis
  - Selten: Anstieg des Augeninnendrucks mit möglicher Glaukomentstehung
  - Sonstige: Osteoporose, arterielle Hypertonie, Gewichtszunahme, Wachstumshemmung bei Kindern, Diabetes mellitus, Depression, Psychose, Hautatrophie mit Striae, Akne, Immunsuppression, Stammfettsucht, Nebennierenrindensuppression

Mastzellstabilisatoren

- Cromoglicinsäure: (z. B. Allergocrom)
  - Selten: Hautreaktionen, Überempfindlichkeit
  - Einzelfälle: Epistaxis, Niesreiz, Brennen in der Nase, Schleimhaut-Ulzerationen, Geschmacksirritationen

Systemische Antihistaminika

- Präparate der 1. Generation: Clemastin (z. B. Tavegil), Ketotifen (z. B. Zaditen), Dimetinden (z. B. Fenistil)
  - zentral sedierend
  - anticholinerg: z. B. Mundtrockenheit, Miktionsstörungen

Cave
Engwinkelglaukom!

- Präparate der 2. Generation: Azelastin (z. B. Allergodil), Cetirizin (z. B. Zyrtec), Loratadin (z. B. Lisino), Fexofenadin (z. B. Telfast)
  - Nicht (!) sedierend
  - Sonstige: Kopfschmerzen, zentral stimulierend bei Kindern, Blutbildveränderungen, Gewichtszunahme, bitterer Geschmack (z. B. Azelastin), Herzrhythmusstörungen (QT-Verlängerung, ventrikuläre Tachykardie)

Cave
Kardiale Nebenwirkungen bei Überdosierung und Leberfunktionsstörung, gleichzeitiger Gabe von Makrolidantibiotika, Antimykotika, vorbestehender Herzerkrankung (QT-Verlängerung) und Elektrolytstörungen (z. B. Hypokaliämie)

Antibiotika

(Auswahl)

Penicilline

- Geringe Primärtoxizität der Penicilline!
- Allergische Reaktionen: von allergischer Hautreaktion bis zum anaphylaktischen Schock sämtliche Reaktionen möglich

Nota bene
Häufigste Komplikation einer Penicillintherapie ist die Sensibilisierung, jeder der vier Allergietypen (Typ I–IV) kann auftreten!

- Ampicillinexanthem: oft 5.–10. Tag

Nota bene
Bei Viruserkrankungen, z. B. Mononukleose, Ampicillinexanthem in bis zu 100 % der Fälle!

- Pseudoanaphylaxie (Hoigné-Syndrom): nach versehentlich intravasaler Injektion von Procainpenicillin Schwindel, Sehstörungen, Halluzinationen u. a.
- Neurotoxische Reaktionen: bei sehr hohen Dosen von Penicillin G (mehr als 20 Mio. I. E.) und bei rascher intravenöser Gabe, bei Meningitis, Epilepsie, intrathekalen Instillationen
- Gastrointestinale Reaktionen: Glossitis, Stomatitis, Bauchschmerzen, Diarrhö, Erbrechen
- Hämatologische Reaktionen: dosisabhängig Neutropenie (vor allem bei hohen Dosen von Penicillin)
- Isoxazolylpenicilline: Hepatotoxizität

Betalactamasehemmer

- Amoxicillin plus Clavulansäure:
  - Übelkeit, Bauchschmerzen, Durchfall
  - Selten: cholestatischer Ikterus, Leberfunktionsstörung
- Ampicillin plus Sulbactam:
  - Selten: Blutbildveränderungen
  - Vereinzelt: vorübergehende Erhöhung der Leberenzyme
  - Sehr selten: intrahepatische Cholestase

Cephalosporine

- Allergische Reaktionen (seltener als bei Penicillin): i.d.R. keine Kreuzallergie zu Penicillinen (die meisten penicillinallergischen Patienten vertragen Cephalosporine gut)
- Allergische Neutropenie: reversibel nach Absetzen, daher bei längerer Therapie Blutbildkontrollen
- Nephrotoxizität: bei stark eingeschränkter Nierenfunktion kann es unter Cefazolin-Therapie selten zu stärkerer Blutungsneigung kommen (Vitamin-K-Substitution!)
- Koagulopathien: bei einigen parenteralen Cephalosporinen, vor allem bei parenteraler Ernährung mit Vitamin-K-Mangel: erhöhte Blutungsneigung (reversibel nach Absetzen oder Vitamin-K-Gabe), z.B. Cefotiam (z.B. Spizef)
- Evtl. positiver Coombs-Test unter Cephalosporintherapie
- Cefuroxim: vorübergehender leichter Anstieg von Transaminasen und alkalischer Phosphatase
- Ceftriaxon: bei hoher Dosierung nicht selten in der Gallenblase sonographisch erkennbare Ansammlungen von Ceftriaxon-Kalksalzen (meist asymptomatisch, Verschwinden nach 10–60 Tagen nach Therapieende), evtl. auftretende Schmerzen bei diesem Sludge-Phänomen (Pseudocholelithiasis) werden symptomatisch behandelt
- Oralcephalosporine (Cefalexin, Cefadroxil, Cefaclor): gelegentlich vorübergehende Transaminasenerhöhungen und Erhöhung der AP

Chinolone

- Ciprofloxacin:
  - Im Allgemeinen gut verträglich
  - Gastrointestinale Reaktionen
  - Selten ZNS-Effekte, Neurotoxizität: oft disponierende Faktoren vorhanden (ZNS-Vorschädigung, Schädel-Hirn-Verletzungen, gleichzeitige Theophyllin-Therapie)
  - Selten: phototoxische Reaktionen, Unruhe, Schlaflosigkeit
  - Sehr selten: hepatotoxische Reaktionen
  - Vereinzelt: Arthropathie (Gelenk- und Muskelschmerzen), Achillessehnentendinitis und -ruptur (Sportler!), ein- und beidseitige Achillessehnenrupturen sind beschrieben

- Chinolon-Anwendung bei Kindern und Jugendlichen:
  - Wenn keine Alternative für die indizierte Therapie mit diesen Substanzen und wenn die Aufklärung unter den Bedingungen der „klinischen Prüfung" geschieht, d. h. schriftliche Einverständniserklärung der Eltern und i. d. R. ab dem 14. Lebensjahr auch des Patienten (u. a. Empfehlung der Deutschen Gesellschaft für pädiatrische Infektiologie)
  - Am ehesten Ciprofloxacin einsetzen
  - Bisher keine irreversible Schädigung am Gelenkknorpel (vor allem im Kniegelenk) bei Kindern und Jugendlichen beobachtet

Tetracycline
- Doxycyclin:
  - Größte Rolle in der HNO-Praxis
  - Doxycyclin gehört zu den am besten verträglichen Antibiotika
  - Photodermatose (-sensibilisierung) an belichteten Körperstellen

Nota bene
Keine Sonnenbäder und kein Solariumbesuch unter Doxycyclin-Therapie!

  - Gastrointestinale Störungen
  - Sehr selten: Allergie
  - Bei intravenöser Gabe: lokale Venenreizungen
  - Kleinkinder: Gelbfärbung der Zähne (irreversibel), evtl. mit Schmelzdefekt (Schmelzhypoplasien) und erhöhter Kariesanfälligkeit!
  - Sehr selten: reversible intrakranielle Drucksteigerung
  - Leberschädigung bei erheblicher Überdosierung
- Minocyclin:
  - Relativ häufig bei Behandlungsbeginn zentraler Schwindel

Cave
Verkehrstüchtigkeit!

Aminoglykoside
- Aminoglykoside: Amikacin (z. B. Biklin), Gentamicin (z. B. Refobacin), Netilmicin (z. B. Certomycin), Streptomycin (z. B. StreptoHefa), Tobramycin (z. B. Gernebcin)
- Allgemein geringe therapeutische Breite
- Nephrotoxizität:
  - Nierenschäden, vor allem nach Streptomycin und bereits erkrankten Nieren, vorgeschädigte Nieren sind empfindlicher und begünstigen Kumulation mit nachfolgender erhöhter Toxizität
  - Ferner: Kombination mit anderen nephrotoxischen Substanzen, z. B. Furosemid, Cephalosporine der ersten Generation

- Ototoxizität:
  - Zirka 66% vestibuläre Schäden (Schwindel, Ataxie)
  - Zirka 16% cochleäre Schäden (Schwerhörigkeit, Tinnitus, Taubheit)
  - Zirka 18% kombinierte cochleovestibuläre Störungen
  - Dosisabhängigkeit: unter Therapie regelmäßige Labor-, Audiogramm- und Vestibulariskontrollen!
  - Patienten mit vorgeschädigtem Innenohr und Patienten mit Niereninsuffizienz und Kumulationsneigung sollten nach Möglichkeit keine Aminoglykoside erhalten!
- Weitere Nebenwirkungen:
  - Selten: Riechstörungen nach Streptomycin (bis Anosmie)
  - Bei rascher intravenöser Injektion hoher Gentamicindosis: neuromuskuläre Blockade mit Atemstillstand möglich, vor allem bei gleichzeitiger Anwendung von Anästhetika und Muskelrelaxanzien (Antidot: Calciumgluconat, eventuell Beatmung)

Makrolide

- Erythromycin:
  - Gastrointestinale Störungen, vergleichbare Wirkung mit Motilin bei oraler Gabe, Übelkeit, seltener Diarrhö, Erbrechen, Bauchschmerzen
- Erythromycinestolat:
  - Vor allem bei Erwachsenen: bei 2–3 Wochen dauernder Therapie in Folge Sensibilisierung intrahepatische Cholestase (reversibel nach Absetzen)
- Reversible Hörstörungen: vereinzelt bei älteren Patienten mit Nieren- oder Leberinsuffizienz und höherer Dosierung (mehr als 4 g tgl.)
- Ventrikuläre Arrhythmien bei Patienten mit verlängertem QT-Intervall im EKG

Nota bene
Wichtige Interaktion bei gleichzeitiger Theophyllingabe (erhebliche Serumspiegelerhöhungen!) sowie bei gleichzeitiger Carbamazepin-Verabreichung

Lincosamide

- Clindamycin:
  - Pseudomembranöse Kolitis (am häufigsten durch Clostridium difficile verursacht), bis ca. 14 Tage nach Therapieende möglich!
  - Bei bis zu 30% der Patienten harmlose Durchfälle
  - Selten: allergische Exantheme
  - Selten: neuromuskuläre Blockaden, Blutbildveränderungen

Sulfonamide, Trimethoprim

- Cotrimoxazol:
  - Gastrointestinale Symptome
  - Selten: allergische Reaktionen
  - Erytheme bei Sonnenlichtexposition
  - Bei längerer Anwendung und bei Störungen des Folsäurehaushaltes: Blutbildveränderungen, z. B. Leuko-, Thrombozytopenie
  - Ältere Menschen mit gleichzeitiger Diuretika-Gabe (vor allem Thiazide): ggf. Thrombozytopenie mit Purpura

Praxistipp
Versuch, Durchfälle unter Antibiotikatherapie zu verhindern durch prophylaktische Gabe von Joghurt parallel zur Einnahme eines Antibiotikums!

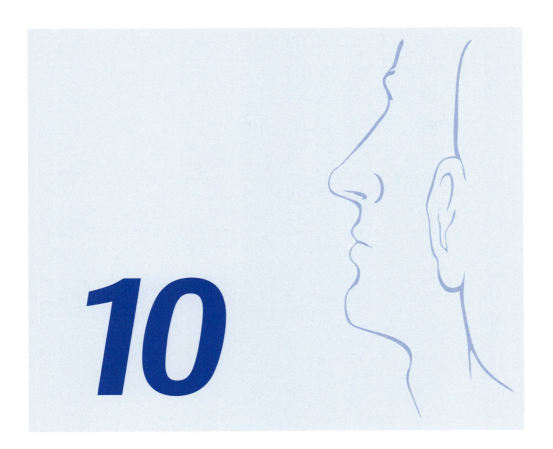

10

Infektionspräventive und therapeutische Maßnahmen in besonderen Fällen

Medikamentöse Therapie in der Schwangerschaft

Auswahl

- Bakterielle HNO-Infektionen:
  - Penicilline
  - Cephalosporine
  - Erythromycin
- Bei Tuberkulose:
  - INH
  - Ethambutol
- Allergische Rhinitis:
  - Cromoglicinsäure (z. B. CromoHEXAL)
  - Lokale Glucocorticoide
  - Clemastin (z. B. Tavegil)
  - Dimetinden (z. B. Fenistil)
- Asthma bronchiale:
  - Möglichst inhalative Therapie
  - Fenoterol (z. B. Berotec)
  - Salbutamol (z. B. Sultanol)
  - Cromoglicinsäure (z. B. CromoHEXAL)
- Erbrechen:
  - Dimenhydrinat (z. B. Vomex)
  - Meclozin (z. B. Postadoxin N Tabletten)
  - Metoclopramid (z. B. MCP-CT)
- Husten:
  - Antitussivum: Dextromethorphan (z. B. Silomat DMP)
  - Mukolytikum: Ambroxol (z. B. Mucosolvan)
- Schmerzen:
  - Paracetamol (z. B. Paracetamol-ratiopharm), auch bei Migräneattacke Mittel der Wahl!
- Herpesinfektionen:
  - Lokale Therapie mit Aciclovir jederzeit möglich
  - Systemische Therapie sehr streng indizieren (zwingende Indikation)
- Mykosen:
  - Lokale antimykotische Behandlung mit Nystatin (z. B. Moronal), Clotrimazol (z. B. Canesten), Amphotericin B (z. B. Ampho-Moronal) unbedenklich
- Akute Rhinitis/Rhinosinusitis:
  - Xylometazolinhaltige Nasentropfen (z. B. Otriven) können verabreicht werden (strenge Indikationsstellung, wegen normierter Dosis ggf. Spray vorziehen)
  - In leichten Fällen: kochsalzhaltiges Nasenspray oder steriles isotonisiertes Meerwasser (z. B. Rhinomer)
- Schwindel:
  - Meclozin (z. B. Postadoxin N Tabletten)

- Hörsturz, Fazialisparese:
    - Bei strenger Indikationsstellung (Ausprägung der Befunde): nach Rücksprache mit betreuendem Gynäkologen i. d. R. Infusionstherapie (z. B. Glucocorticoide, Hydroxyethylstärke) möglich

Infektionspräventive Maßnahmen im Bereich der oberen Atemwege

- Unspezifische Infektprophylaxe:
    - Regelmäßige Saunabesuche (z. B. 1 × wöchentlich): Kontraindikationen u. a. Hyperthyreose, manifeste Herzinsuffizienz, Zustand nach Myokardinfarkt
    - Seeklimatherapie
- Medikamentöse Prophylaxe:
    - Am ehesten Therapieversuch mit bakteriellen Extrakten, z. B. lyophilisierter, normierter Bakterienextrakt (z. B. Broncho-Vaxom): es existieren Studien, die einen Effekt auf die Inzidenz von Atemwegsinfekten möglich erscheinen lassen
- Bei beginnenden Erkältungskrankheiten:
    - Zum Beispiel Hydrotherapie: in der Temperatur ansteigende Fußbäder (20 Minuten lang)
    - Oder Halswickel (lokale Überwärmung, z. B. bei Kindern)

Nota bene
Die physiologische Infektionsanfälligkeit bei Kleinkindern bedarf keiner spezifischen Therapie oder Prophylaxe (Wichtig: Aufklärung der Eltern über den natürlichen Verlauf)!
Die allgemein empfohlenen Impfungen gehören zu den sichersten und am besten belegten infektionspräventiven Maßnahmen!

HNO-ärztliche Therapie und Doping

Auswahl

- Verbotene Wirkstoffe bei Wettkämpfen:
    - Ephedrin
    - Systemische Glucocorticoide
- Zu therapeutischen Zwecken erlaubt:
    - Topische Glucocorticoide (z. B. nasal oder inhalativ)
    - Analgetika wie Acetylsalicylsäure, Diclofenac, Tramadol und Tilidin
    - Lokalanästhetika (auch in Verbindung mit Adrenalin)
- Spezielle Informationen:
    - Informationen der Nationalen Anti-Doping-Agentur Deutschland (NADA): www.nada-bonn.de
    - World-Anti-Doping-Code der World Anti-Doping Agency (WADA), Kanada: www.wada-ama.org
    - Informationen des Instituts für Biochemie der Deutschen Sporthochschule Köln: www.dopinginfo.de

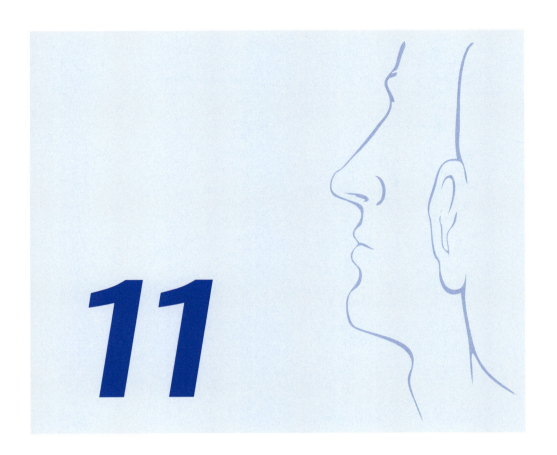

11

Präparateübersicht

Präparateübersicht

	Wirkstoff	Fertigarzneimittel
A	Abacavir	Ziagen
	Acetylsalicylsäure	Aspirin
		ASS Stada
	Aciclovir	Aciclovir AL
	Adrenalin	Suprarenin
	Almotriptan	Almogran
	Aluminumacetat-Tartrat	Essitol
	Amantadin	InfectoFlu Sirup
	Ambroxol	Mucosolvan
	Amifostin	Ethyol
	Amikacin	Biklin
	Amitriptylin	Saroten
	Ammoniumbituminosulfonat	Ichtholan Salbe
	Amoxicillin	Amoxypen
	Amoxicillin-Clavulansäure	Augmentan
	Amphotericin B	Ampho-Moronal Suspension, Lutschtabletten
	Amphotericin B (liposomales)	AmBisome
	Ampicillin	Ampicillin-ratiopharm
	Ampicillin-Sulbactam	Unacid
	Amprenavir	Agenerase
	Aprotinin	Trasylol
	Ascorbinsäure-Lutschtabletten	Ascorvit Dragees
	Azathioprin	Imurek
	Azelastin	Allergodil Nasenspray
		Allergodil Augentropfen
	Azithromycin	Zithromax
B	Baclofen	Lioresal
	Beclometason	Beconase
	Benzathin-Penizillin G	Tardocillin
	Benzocain	Subcutin N Lösung
		Anaesthesin-Pastillen Lutschtabletten
	Benzydamin	Tantum Verde Lösung
	Betahistin	Aequamen Tabletten
		Vasomotal Tabletten, Tropfen
	Betamethason plus Gentamicinsulfat	Diprogenta Creme, Salbe
	Bifonazol	Mycospor
	Bisacodyl	Dulcolax
	Botulinumtoxin A	Botox
	Bromazepam	Lexotanil
	Bromhexin	Bromhexin Krewel Meuselbach
	Budesonid	Pulmicort Topinasal
	Bufexamac	Parfenac Creme, Salbe

Präparateübersicht

	Wirkstoff	Fertigarzneimittel
B	Bupivacain	Carbostesin
	Buprenorphin	Temgesic Sublingualtabletten, Injektionslösung Transtec Transdermales Pflaster (TTS)
	Butandiol plus Glycerol plus Dimethylsulfoxid plus Dexpanthenol	GeloBacin Ohrentropfen
C	C1-INH-Konzentrat	Berinert P
	Campher plus Pfefferminzöl	Laryngsan
	Carbamazepin	Tegretal Tabletten, Retardtabletten Timonil Tabletten, Retardtabletten, Saft
	Cefaclor	Cefaclor Sandoz
	Cefadroxil	Grüncef Tabletten Cefadroxil beta Tabletten
	Cefalexin	Cephalexin-ratiopharm
	Cefazolin	Cefazolin Hexal
	Cefepim	Maxipime
	Cefotaxim	Claforan
	Cefotiam	Spizef
	Ceftazidim	Fortum
	Ceftriaxon	Rocephin
	Cefuroxim	Cefuroxim-saar zur Injektion Elobact Tabletten
	Cetirizin	Zyrtec
	Cetylpyridiniumchlorid plus Benzocain	Dolo-Dobendan
	Chloramphenicol	Paraxin
	Chlorophyllin-Kupfer-Präparat	Stozzon Chlorophyll-Dragees gegen Mund- und Körpergeruch
	Chlorpromazin	Propaphenin
	Chlortetracyclin	Aureomycin Salbe
	Chondroitinpolysulfat-Salbe	Hirudoid Salbe
	Ciclopirox	Batrafen
	Ciclosporin	Sandimmun Optoral Kapseln
	Cidofovir	Vistide
	Cimetidin	Cime HEXAL
	Cineol	Soledum
	Ciprofloxacin	Ciprobay Tabletten, Infusionslösung
	Ciprofloxacin-Ohrentropfen	Ciloxan Ohrentropfen Lösung
	Clarithromycin	Klacid
	Clemastin	Tavegil
	Clindamycin	Clinda-saar
	Clobutinol	Silomat
	Clobetasol-Creme	Dermoxin Creme

Präparateübersicht

	Wirkstoff	Fertigarzneimittel
C	Clofazimin	Lamprene
	Clonazepam	Rivotril
	Cloprednol	Syntestan Tabletten
	Clotrimazol	Canesten Creme, Tropflösung
	Cotrimoxazol	Cotrim-ratiopharm
	Cromoglicinsäure	CromoHexal
	Cyclophosphamid	Endoxan
D	Dapson	Dapson-Fatol Tabletten
	Desloratadin	Aerius
	Dequalinium	Gurgellösung-ratiopharm
	Dexamethason	Fortecortin
	Dexpanthenol	Bepanthen Wund- und Heilsalbe nasic-cur Nasenspray
	Dextromethorphan	Silomat DMP
	Diazepam	Diazepam-ratiopharm
	Diclofenac	Diclac Tabletten, Injektionslösung Voltaren Tabletten
	Didanosin	Videx
	Diethylaminsalicylat plus Myrtecain	Algesal Creme
	Dihydroergotoxin	Hydergin spezial
	Dimenhydrinat	Vomex A
	Dimetinden	Fenistil
	Domperidon	Motilium
	Dopamin	Dopamin Fresenius
	Doxepin	Aponal
	Doxycyclin	Doxy-N-Tablinen
	Ebastin	Ebastel
	Efavirenz	Sustiva
	Epinephrin	InfectoKrupp Inhal
	Ergotamintartrat	Ergo-Kranit
	Erythromycin	Erythromycin-Wolff
	Esomeprazol	Nexium mups
	Estriol	Ovestin Creme
	Ethambutol	Myambutol
F	Fenoterol	Berotec
	Fentanyl	Durogesic SMAT Transdermales Pflaster (TTS) Actiq Lutschtabletten
	Fettsäuren, ungesättigte	Linola Fettcreme
	Fexofenadin	Telfast
	Flucloxacillin	Staphylex
	Fluconazol	Diflucan

	Wirkstoff	Fertigarzneimittel
F	Flucytosin	Ancotil
	Flumetason plus Clioquinol	Locacorten-Vioform Salbe
	Flunarizin	Natil-N
	Flunisolid	Syntaris
	Flupirtin	Katadolon
	Flupredniden plus Miconazol	Decoderm tri Creme
	Fluticason	Flutide
	Fosfomycin	Infectofos
	Framycetin	Leukase Kegel
	Fusafungin	Locabiosol
G	Gabapentin	Neurontin
	Gamma-Interferon	Imukin
	Gentamicin	Refobacin Infusionslösung
		Refobacin Augensalbe
		Gentamycin Salbe
	Glycopyrroniumbromid	Robinul
H	Haloperidol	Haldol-Janssen
	Hexamidindiisetionat	Laryngomedin N Lösung
	Hexetidin	Hexoral
	Hydroxyethylrutoside	Venoruton Intens
	Hydroxyethylstärke	HAES-steril 6 %
I	Ibuprofen	Ibu-1A Tabletten
		Nurofen Brausegranulat
		Nurofen Junior Fieber, Zäpfchen
	Idoxuridin	Zostrum
	Imipramin	Imipramin-neuraxpharm
	Indinavir	Crixivan
	Indometacin	Indo-CT
	Ipratropiumbromid	Atrovent
	Isoniazid	Isozid
	Itraconazol	Sempera
K	Ketotifen	Zaditen
L	Lamivudin	Epivir
	Lebertran	Unguentolan Salbe
	Levocabastin	Livocab Augentropfen
		Livocab Nasenpray
	Levofloxacin	Tavanic
	Lidocain	Xylocain viscös 2 %
		Dynexan Mundgel

Präparateübersicht

	Wirkstoff	Fertigarzneimittel
L	α-Liponsäure	duralipon
	Lithium	Quilonum
	Lopinavir	Kaletra
	Loratadin	Lisino
M	Macrogol	Glandomed Lösung
	Magnesium	Magnesium Verla
	Mannitol	Osmosteril 20 %
	Meclozin	Postadoxin N Tabletten
	Meerwasserspray	Rhinomer Nasenspray
	Metamizol	Novaminsulfon Tropfen
	Methotrexat	MTX Hexal
	Methylprednisolon	Urbason
	Metoclopramid	Paspertin
	Metoprolol	metoprolol ct
	Metronidazol	Metronidazol Fresenius Infusionslösung Clont Tabletten Metrogel Gel
	Miconazol	Daktar Mundgel
	Miltefosin	Impavido
	Minocyclin	Klinomycin
	Mizolastin	zolim
	Mometasonfuroat	Nasonex Nasenspray Ecural Salbe
	Montelukast	Singulair
	Morphinsulfat	MST Mundipharma Retardtabletten
	Mupirocin	Infecto Pyoderm Salbe
	Myrtol	GeloMyrtol-Kapseln
N	Naphazolin	Privin
	Naproxen	Proxen
	Naratriptan	Naramig
	Natriumfluorid	Ossin
	Natriumpicosulfat	Laxoberal
	Nedocromil	Irtan Nasenspray
	Nelfinavir	Viracept
	Neomycinsulfat plus Bacitracin	Neobac Salbe
	Netilmicin	Certomycin
	Nevirapin	Viramune
	Nifedipin	Adalat
	Noradrenalin	Arterenol
	Noscapin	Capval
	Nystatin	Nystatin Lederle Tabletten Moronal Suspension

	Wirkstoff	**Fertigarzneimittel**
O	Octenidin	Octenisept Lösung
	Octreotid	Sandostatin
	Omeprazol	Omep
	Oseltamivir	Tamiflu
	Oxetacain plus Aluminiumhydroxid plus Magnesiumhydroxid	Tepilta Suspension
	Oxymetazolin	Nasivin
P	Pantoprazol	Pantozol
	Paracetamol	ben-u-ron
	Penizillin G	Penicillin „Grünenthal"
	Penizillin V	Penicillin V Stada
	Pentoxifyllin	Trental
	Phenoxymethylpenizillin	Megacillin oral
	Phenytoin	Phenhydan
	Pilocarpin-Augentropfen	Pilomann Augentropfen
	Piperacillin	Piperacillin Hexal
	Piperacillin plus Tazobactam	Tazobac
	Policresulen	Albothyl
	Polidocanol	Recessan Salbe
	Polihexanid	Lavasept
	Polymyxin-B-sulfat plus Bacitracin plus Neomycinsulfat	Polyspectran Salbe
	Polymyxin-B-sulfat plus Neomycinsulfat plus Dexamethason	Dexa-Polyspectran Tropfen
	Povidon-Jod	Braunovidon Salbe Betaisodona Lösung
	Prednicarbat	Dermatop Creme
	Prednisolon	Solu-Decortin H zur Injektion Decortin Tabletten InfectoCortiKrupp Zäpfchen Dontisolon D Mundheilpaste
	Procain	Procain Steigerwald
	Promethazin	Atosil
	Propanolol	Dociton
	Pyrazinamid	Pyrafat
	Pyrimethamin	Daraprim
R	Rifampicin	Eremfat, Rifa
	Ritonavir	Norvir
	Rizatriptan	Maxalt

	Wirkstoff	Fertigarzneimittel
S	Salbutamol	Sultanol
	Saquinavir	Invirase
	Scopolamin-Pflaster	Scopoderm TTS
	Silbereiweißacetyltannat	Rhinoguttae Argenti diacetylotannici proteinici 3% SR Nasentropfen
	Simeticon	Simethicon-ratiopharm Kautabletten
	Spiramycin	Selectomycin
	Stavudin	Zerit
	Streptomycin	Strepto Hefa
	Sucralfat	Ulcogant
	Sulfadiazin	Sulfadiazin-Heyl
	Sumatriptan	Imigran
T	Tacrolimus	Protopic
	Tenofovir	Viread
	Theophyllin	Theophyllin Stada
	Tilidin-Naloxon	Valoron
	Tobramycin	Gernebcin
	Tramadol	Tramal
	Tramazolin	Ellatun
	Tranexamsäure	Cyklokapron
	Triamcinolonacetonid	Rhinisan Spray Volon A Tinktur Volon A Kristallsuspension
	Trimethoprim/Sulfamethoxazol	Cotrimstada
	Tyloxapol	Tacholiquin
V	Vancomycin	Vancomycin Hexal
	Verapamil	Verapamil Sandoz
	Vitamin E	E-Vitamin-ratiopharm
	Voriconazol	Vfend
X	Xylometazolin	Otriven
	Xylometazolin plus Dexpanthenol	nasic
Z	Zanamivir	Relenza
	Zidovudin	Retrovir
	Zink	Zinkorotat POS
	Zolmitriptan	AscoTop

Sachverzeichnis

A

Acriflavinchlorid 66
Adjuvanzien 104
AIDS (Immunschwächesyndrom, erworbenes) 99
Aktinomykose 55
Allylthiocarbamid 11
Alpha-Liponsäure 31
Alpha-Sympathomimetika 40, 111
Alter 30, 42
Aluminiumacetat-tartrat 16
Aluminiumchlorid 73
Aluminiumtrichloridlösung 73
Amantadin 108
Aminoglykoside 114 f
Amoxicillin/Clavulansäure 113
Amphotericin B, liposomales 51
Ampicillin/Sulbactam 113
Angina, Plaut-Vincenti 68
Angioödem 55
— ACE-Hemmer-induziertes 55
— hereditäres 55
— histaminvermitteltes 55
Angulus infectiosus s. Cheilitis angularis
Antibiotika 112 ff
— Liquordiffusion 32, 49
— Prophylaxe, perioperative 105
Anticholinergika 40
Antidepressiva 104
Antiemetika 104
Antihistaminika
— systemische 40, 112
— topische 40
Antikonvulsiva 104
Antimykotika 51
Antiphlogistika, nichtsteroidale 104
Antiseptika 110
Argentum nitricum s. Silbernitrat-Lösung
Arzneimittelwirkung, unerwünschte 109 ff

Aspergillose 51
Asthma bronchiale 118
Ätherischöldrogen 66
Atherom, infiziertes 11
Atropin-Tropfen 76
Autoimmunerkrankung, Innenohr 23

B

Bacitracin 6
Barotrauma 12
Befreiungsmanöver, gezieltes 25
Bell'sche Parese 27
Betahistin 25
Betalactamasehemmer 113
Betamethason-Mundgel 57
Betnesol-Ohrentropfen 8
Bissverletzung 96
Botulinumtoxin A 72
Branse-Passek/ Muth, Ohrentropfen 13
Brucellose 93
Bursa pharyngea 64

C

Cancrum oris (Noma) 47
Candida-Ösophagitis 86
Capsaicin-Creme 31
Carbamazepin 105
Ceftriaxon 113
Cefuroxim 113
Cephalosporine 113
Cerumen obturans 2
Cerumenex 2
Cheilitis
— actinica 54
— angularis 55
— glandularis purulenta 54
— simplex 54
Chinolone 113 f
Chlorhexidin 110

Chlorhexidin-Fuchsin-Lösung 7
Cholesteatom 15
Chondrodermatitis nodularis helicis chronica 3
Chromon s. Mastzellstabilisator
Chylusfistel 96
Ciprofloxacin 113 f
Clindamycin 115
Clioquinol
— Creme 23 f, 33
— Lotio 33
Clusterkopfschmerz 100
Commotio 20
Contusio labyrinthi 20
Cortison-Sprühtherapie 66
Cotrimoxazol 116
CPAP/BIPAP-Therapie 43

D

Dakryozystitis 51
Dekongestiva 40
Dequalinium-Tropfen 2, 7, 17, 110
Desinfektionsmittel 110
Diphterie 68
Doping 119
Doxycyclin 114
Durchbruchschmerz 104
Dysphagie 87
Dystonie, oromandibuläre 61

E

Ehm'sche Lösung 13
Endokarditisprophylaxe 106 f
Engwinkelglaukom 112
Epiglottitis 80
Epipharyngitis (Nasopharyngitis) 64
Erfrierung
— Nase 34
— Ohrmuschel 4

Sachverzeichnis

Erysipel
– Nase 33
– Ohrmuschel 6
Erythromycin 115
Essigsäure-Ohrentropfen 9, 17
Eukalyptusöl-Raumverneblung 35
Explosionstrauma 20

F

Fasziitis, nekrotisierende 97
– idiopathische 27
– otogene 28
– Schwangerschaft 118
– traumatische 28
Felsenbeinfraktur 26
Fibrom 61
Fluoridbehandlung 12
Foetor-Therapie 98
Folliculitis introitus nasi 33
Fraktur
– Felsenbeinfraktur 26
– Nase 31 f
– Nasenbeinfraktur 31
– Orbitabodenfraktur 32
– Rhinobasis 32
Frey-Syndrom 73

G

Gaumen
– Fibrom 61
– Pfählungsverletzung 61
Gaumenmuskulatur, Klonus 61
Gehörgang
– Ekzem 8 f
– Exostose 2
– Fremdkörper 3
– Furunkel 6
– Kontaktekzem 9
– Mykose 10
– Polypen 3
– Stenose 2
– Verletzung 5
Geschmacksstörung 62
Glomus-caroticum-Tumor 92
Glossodynie 62
Glossopharyngeusneuralgie 63
Glottitis allergica 62

Glottitisspasmus, rezidivierender 82
Glucocorticoide 104
– systemische 40, 111
– topische 40, 110 f
Glycerinlösung 2
Glycerin-Wasser 74
Gottstein-Tamponade 36
Grippeotitis 16
Grippe-Therapie 107 f

H

Halitosis 57
Halsabszess 91
Halsphlegmon 92
Halszyste/Halsfistel 90
Halslymphknoten
– Toxoplasmose 90
– Tuberkulose 91
Harnstoffcreme 8
Hautläsion, isolierte 35
Heidelberger Ohrentropfen 13
Hemispasmus facialis 27
Herpangina 56
Herpes
– labialis (simplex) 54
– orolabialis, rezidivierender 54
– Schwangerschaft 118
– zoster 23 f, 56
Hirnabszess
– otogener 18
– rhinogener 49
Histoplasmose 46
HNO-Infektion, bakterielle 118
HNO-Tumor
– inkurabler, Therapie, symptomatische 97
– Schmerzbehandlung 103 f
Homöopathie 41
Hörschaden 20
Hörsturz 20
– Schwangerschaft 119
Hörverlust, geringer 21
Hydrocortisoncreme 4
Hyperreaktivität, nasale 38
Hypersalivation 76
Hyposensibilisierung
s. Immuntherapie, spezifische

I

Immunschwächesyndrom, erworbenes (AIDS) 99
Immuntherapie, spezifische (SIT) 39 ff
Infektprophylaxe 119
Influenza-Impfung, jährliche 107
Inhalationslösung 79
Innenohr 20 ff
– Fraktur 26 f
– Innenohrschwerhörigkeit 21 f
– Nervus facialis 27 f
– Störung, vestibuläre 24
– Trauma, akustisches 20 ff
Insektengiftanaphylaxie 43

J

Jochbeinfraktur 32
Jodallergie 64 f
Jod/Jodkali-Lösung 64

K

Kalium-jodatum-Lösung 78 f
Kamillen-Spülung 72
Kamille-Otriven-Tropfen 78
Karotidodynie 92
Katzenkratzkrankheit 90
Kawasaki-Syndrom 94
Kehlkopf 77 ff
– Diät 78
– Entzündung 78
– Perichondritis 81
– Trauma 82
Keloidprophylaxe 11
Keratolyse 10
Kieferhöhlenempyem 48
Kinetose 26
Knalltrauma 20
Knocheneiterung, chronische 15
Koanalgetika 104
Kochsalz-Befeuchtungslösung 37
Kokzidioidomykose 46
Komplikation, otogene 18 f
Kontaktekzem 9
Kopfschmerz, chronischer 102

Sachverzeichnis

Krupp-Syndrom
  (Laryngitis subglottica) 80
Kryptokokkenmeningitis 46
Kryptokokkose 46

L

Labyrinthitis 23
Lagerungsschwindel,
  paroxysmaler, benigner 25
Lärmschädigung, akute 20
Laryngitis
– akute 78
– chronische 78
– gastrica 80
– spezifische 81
– subglottica
  (Krupp-Syndrom) 80
Larynx, Intubationstrauma 82
Larynxödem 81
Larynxpapillomatose 82
Laxantien 104
Leishmaniase 47
Lepra 35
Leukotrienrezeptorantagonist 41
Lichen ruber mucosae 56
Lincosamide 115
Liquorfistel 32
Lotio zinci 8
Lues, Nase 43
Lyme-Borreliose 96
Lymphadenitis colli,
  unspezifische 90, 93
Lymphadenosis cutis benigna
  (Bäfverstedt) 11
Lymphknotensyndrom,
  mukokutanes 94
Lymphödem 97

M

Magnesiumlösung 86
Makrolide 115
Malleus (Rotz) 47
Mandl'sche Lösung 64 f
Mastoiditis 15
Mastzellstabilisator 40, 111
Mediastinitis, kollare 92
Medikation, postoperative 51

Melkersson-Rosenthal-Syndrom 28
Meningitis
– otogene 19
– rhinogene 49
Meninx encephali,
  entzündete 32
Miconazolnitrat-Creme 10
Migräne 100 f
Mittelohrtuberkulose 16
Mixtura solvens cum Kalio
  jodato 66
Mononucleosis infectiosa 69
Morbus
– Behçet 57
– Menière 25
– Rendu-Osler 44
Morphin-Gel 98
Morphinlösung 103
Mukopyozelen 50
Mukositis, orale,
  strahleninduzierte 60
Mumps (Parotitis epidemica) 72
Mundbodenphlegmon 57
Mundgeruch 57
Mundhöhle, Verätzung/
  Verbrühung 63
Mundpflegelösung,
  antientzündliche, anästhe-
  sierende 60
Mundschleimhaut 55 f
Mundschleimhaut-Gel,
  adstringierendes 61
Muskelrelaxanzien 104
Mykobakterieninfektion,
  nichttuberkulöse 90
Mykose
– Gehörgang 10
– Nasennebenhöhlen 51
– Schwangerschaft 118
– subkutane 47
Myringitis 13
Myrrhe-Ratanhia-Tinktur 66

N

Narbenkeloid 11
Nase 30 ff
– Erysipel 33
– Fraktur 31 f
– Lues 43

Nasenbeinfraktur 31
Nasenbluten 44
Naseneingangsekzem 33
Nasenemulsion,
  naphazolinhaltige 37
Nasenfurunkel 34
Nasenhaupthöhle 35 ff
Nasenmuschelhyperplasie 44
Nasennebenhöhlenoperation,
  endonasale-mikroendo-
  skopische 51 f
Nasensalbe
– flüssige 36
– traubenzuckerhaltige 30,
  36 f, 64
– weiche, schleimhaut-
  pflegende 37, 45
Nasenschmerz 31
Nasensekretion 30
Nasentropfen, ölige 33
Nasopharynx 64
Natriumcarbonat-Decahydrat-
  Ohrentropfen 2
Neomycin 6
Neomycin-Salbe 16
Nervus
– facialis 27 f
– laryngeus superior 83
Neugeborenenrhinitis 36
Neuramidase-Inhibitor 107
Neuropathia vestibularis 24
Nicht-Opioid-Analgetika 104
Nip-Nip-Lösung 60
Noma (Cancrum oris) 47
Non-Nukleosid-Transkriptase-
  hemmer 99
Non-Nukleotid-Reverse-
  Transkriptasehemmer 99
Noscapin 78
Notfalltherapie 42 f
Nukleosidanaloga 99
Nux vomica 30

O

Oberlippenfurunkel 34
Ohrradikalhöhle, infizierte 17
Ohrsekrektion
– Paukenröhrchen,
  liegendes 16
– therapieresistente 17

Sachverzeichnis

Ohrmuschel
- Erfrierung 4
- Erysipel 6
- Formveränderung 3
- Ohrmuschelverletzung 4
- Perichondritis 6
- Verbrennung 4 f

One-Shot-Prophylaxe 106
Operation, HNO-ärztliche 105 ff
Opioide 104
Orbitabodenfraktur 32
Oropharynx 65
Osmotherapie 21
Ösophagitis 86
Ösophagus-Verätzung 86
Othämatom 3
Otitis
- externa
- - circumscripta 6
- - diffusa 7
- - necroticans (maligna) 9
- media 14 f

Otologika, lokale 110
Otomykose 10
Otosklerose 12
Ototoxizität 10
Otserom 3

P

Parakokzidioidomykose 46
Parotisfistel 72
Parotitis
- chronisch-rezidivierende 72
- epidemica (Mumps) 72

Pasta zinci mollis 84
Paukenröhrchen-Obstruktion 17
Penicilline 112
Perichondritis
- Ohrmuschel 6
- Kehlkopf 81

Peritonsillarabszess 68
Perlèche (Cheilitis angularis) 55
Pfählungsverletzung 61
Pharyngitis
- akute 65
- chronische 65
- sicca 66

Pharynx, Verätzung/Verbrühung 63
Pikrotoxin 25
Pilocarpinlösung 72 ff
Plaut-Vincenti-Angina 68
Polidocanol-Lotio 70
Polychondritis, rezidivierende 6
Polymyxin B 6
- Bacitracin/Hydrocortisonacetat 110
- Neomycin/Dexamethason 110

Polyposis nasi 50
Polyvidon-Jod 110
Postexpositionsprophylaxe 100
Postnasal-Drip-Syndrom 52
Protease-Inhibitor 99

R

Ranula 57
Ratanhia-Myrrhe-Adstringens 58
Reaktion, anaphylaktische 42
Reflextherapie, nasale 38
Rekurrensparese 82
Retropharyngealabszess 69
Rhinitis
- akute 35
- allergische 38 ff
- chronisch-atrophische 36
- chronisch-hyperplastische 37
- Neugeborene 36
- Schwangerschaft 118
- vasomotorica 38

Rhinobasis, Fraktur 32
Rhinologika 36, 111 f
Rhinophym 35
Rhinosinusitis 48, 118
Rhinosklerom 46
Rhinosporidiose 47
Riechstörung 30
Rotz (Malleus) 47

S

Salizylspiritus 10
Scandicain 58 f
Schieferölpaste 8
Schlafapnoe 43
Schleimdrogen 66
Schleimhauteiterung, chronische 15
Schmerzpflaster 104
Schmerztherapie 102 ff, 118
Schnarchen 70
Schock, allergischer 42
Schüttelmixtur 8
Schwangerschaft
- Asthma bronchiale 118
- Fazialisparese 119
- Herpesinfektion 118
- HNO-Infektion, bakterielle 118
- Hörsturz 119
- Mykose 118
- Rhinitis 118
- - akute 118
- - allergische 41
- Rhinosinusitis 118
- Therapie, medikamentöse 118 ff
- Tuberkulose 118

Schwindel 118
Schwitzen, gustatorisches 73
Scopolaminsalbe 73
Sekretminderung 99
Sepsis, tonsillogene 69
Septumabszess 45
Septumhämatom 45
Septumperforation 45
Seromukotympanum 14
Sialadenitis, purulente, akute 72
Sialadenose 73
Sialolithiasis 73
Sialopenie 73
Sialorrhö 76
Silbernitrat-Lösung
- Arzneimittelwirkung, unerwünschte 110
- Gehörgangsfurunkel 6
- Laryngitis, chronische 78 f
- Nasenbluten 44

Singultus 87

Sachverzeichnis

Sinusitis
- akute 48
- chronisch-eitrige 49
- chronisch-polypöse 49
- ethmoidalis 48
- frontalis, purulente 48
- Komplikation 49 f
- maxillaris 49
- purulente 48
- sphenoidalis 48

Sinusthrombose, otogene 18
SIT s. Immuntherapie, spezifische
Sjögren-Syndrom 75
Soleinhalation 84
Solutio Argentum nitricum s. Silbernitrat-Lösung
Soor 58
Spannungskopfschmerz 102
Spasmus facialis 27
Speichel
- künstlicher, nicht aromatisierter 75
- zäher 98

Speicheldrüse, Erkrankung 71 ff
Speichelfistel 72
Spüllösung, steroidhaltige, anästhesierende 59
Stirnbeinosteomyelitis 50
Stomatitis aphthosa 58
Stomatogingivitis
- herpetica 59
- ulcerosa 59

Störung, vestibuläre 24
Strychnin-Therapie 31
Substanz, antiretroviral wirksame 99
Sulfonamide 116
Surditas 22
Sympathomimetika, abschwellend wirksame s. Alpha-Sympathomimetika
Syndrom
- AIDS 99
- Frey 73
- Kawasaki 94

- Krupp 80
- Melkersson-Rosenthal 28
- Postnasal-Drip 52
- Sjögren 74
- Tube, offene 13

Syphilis 43
Systemmykose 46

T

Tacholiquin-Lösung 66
Tacrolismus-Salbe 9
Tanninlösung, verdünnte 76
Targesin 43
Taucherohrentropfen 13
Tetracycline 114
Therapie, antiretrovirale 100
Thrombophlebitis, septische 91
Thyreoiditis, akute 92
Tinnitus 22 f
Tonsillenhyperplasie 68
Tonsillitis 67
Tormentill-Myrrhe-Tinktur 56, 58, 62, 66
Tormentilltinktur 66, 74
Torticollis 93
Trachealfremdkörper 83
Trachealstenose 83
Trachealtrauma 83
Tracheitis, akute 83
Tracheostoma, infiziertes 84
Tracheotomie 83
Trauma, akustisches 20
Trigeminusneuralgie 105
Trimethoprim 116
Trommelfellperforation 6
Trommelfellverletzung 12
Trypaflavin-Lösung 66
Tube, offene, Syndrom 13
Tubenmittelohrkatarrh 14
Tuberkulose 16, 118
Tularämie 93
Tumor, exulzierend 98
Tumorschmerz 102 f
Tyloxapol 66
Tympanoskopie 22

U

Ulkus, NSAR-induzierter 103

V

Vena jugularis interna 91
Verätzung 63
Verbrennung
- Nase 34
- Ohrmuschel 4

Verbrühung 63
Vioform-Lotio 56
Vitamin-A-Säure-Haftcreme 56

W

Wasserstoffperoxid-Lösung 13
Wegener'sche Granulomatose 18, 45

X

Xerostomie 73 f

Z

Zahnprothese
- Druckstelle 61
- Fibrom 61

Zinkoxidlotio, weiche 8
Zinksulfat-Tropfen 30
Zoster oticus 23
Zoster-Schmerztherapie 24
Zungenabszess 62
Zungenbelag 98
Zungenbrennen 62